La vaccination en Belgique

Se poser les bonnes questions et faire les bons choix.

Table des matières :

Introduction

Ce livre a pour objectif de rassembler, résumer et synthétiser dans un langage clair et compréhensible pour tous, les informations nécessaires à la compréhension du système de vaccination en Belgique. Les références utilisées sont indiquées et vous permettent de vérifier par vous-même.

La vaccination est considérée par beaucoup comme un enjeu national de santé mais vous découvrirez que c'est aussi un enjeu économique et politique.

Noyer dans la masse de désinformation, comment s'y retrouver et faire le choix de se vacciner ou non, quand la loi le permet. Quelles sont les conséquences de ce choix médical ? Quels sont les dangers et risques liés à la vaccination ?

Soyons responsables de nous et de nos proches en nous informant correctement. Ne suivons pas les autres mais soyons acteurs de nos choix.

Vous l'aurez compris, le but de cet ouvrage est de vous aider en vous informant au mieux.

Vous avez la liberté de choisir !

Acide désoxyribonucléique

Tous les êtres vivants, être humain, animaux, plantes, algues, bactérie... fonctionnent grâce à un mode d'emploi géant que les scientifiques appellent Acide désoxyribonucléique ou simplement ADN. On trouve de l'ADN dans le noyau de chaque cellule au niveau des chromosomes. Certains morceaux d'ADN portent des informations pratiques qui vont permettre la production de cellules, de protéines... ce sont des gènes. D'autres morceaux d'ADN sont des séquences qui se répètent et sont propres à chaque individu. Ces morceaux répétitifs d'ADN permettent d'identifier une personne mais n'interviennent pas dans des processus de régulation de l'organisme.

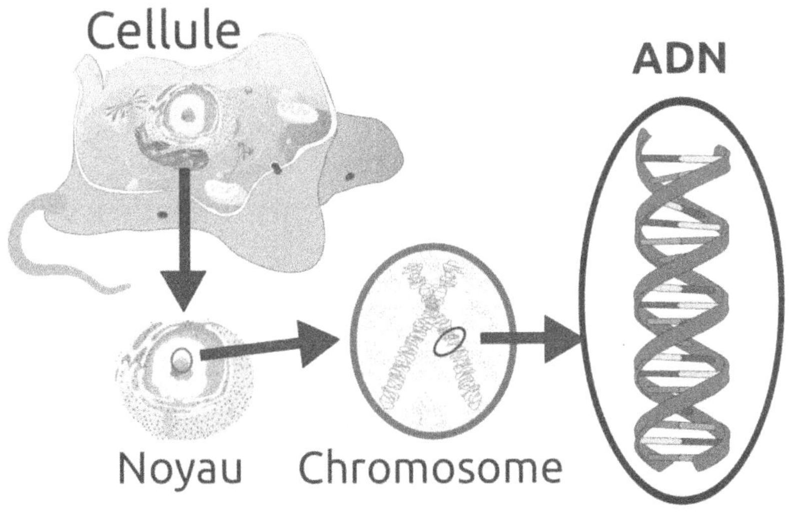

Si le corps des êtres humains est plus ou moins semblable entre chaque individu, il y a donc en chacun de nous un code unique. Le fonctionnement biologique de chaque individu est donc différent et dépens de son ADN. Les réactions allergiques, la résistance à l'alcool, l'efficacité des médicaments, la résistance à une maladie... dépendent pleinement de notre code génétique.

En partant de ces informations, la médecine moderne commence à pratiquer de façon plus individuelle. Ainsi l'étude du génome (ensemble des gènes) d'un individu permet de lui apporter le traitement qui lui correspond le mieux (en matière d'allergie, réaction, métabolisation...).

L'évolution de la connaissance du génome suscite donc beaucoup d'espoir pour le futur de la médecine moderne. Aujourd'hui, le principe des analyses génomiques (étude de l'ADN) est déjà utilisé :

- pour optimiser les traitements de patients atteints d'un cancer ;

- pour effectuer des dépistages ;

- pour le dépistage prénatal et néonatal...

Le corps humain dispose de 23 pairs chromosomes qui contiennent donc notre ADN porteur de nos gènes. L'ensemble des gènes porte le nom de génome. Certaines maladies sont génétiques c'est-à-dire qu'il y a un problème au niveau de l'ADN et que certaines cellules, protéines... ne sont pas fabriquées correctement. Ce manque d' « information » peut conduire à des maladies ou des malformations. Une maladie génétique n'est pas contagieuse. Elle ne peut pas se transmettre par l'air ou par le contact. Il n'existe pas de vaccin pour ce type de maladie. Il existe près de 6000 maladies génétiques différentes, citons comme exemple les trisomies, la mucoviscidose, la myopathie de Duchenne, la maladie de Huntington.

Enfant atteint d'une myopathie

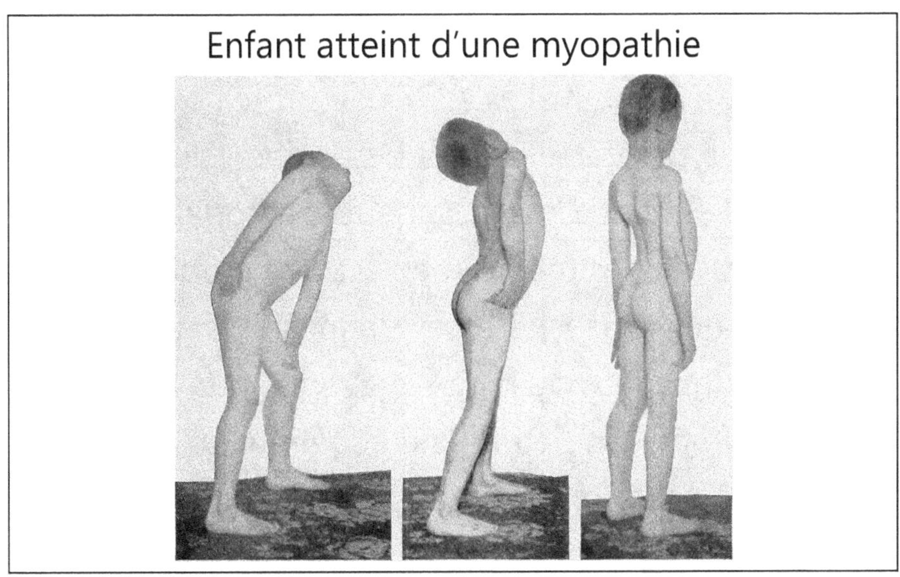

Lorsqu'une mutation génétique (modification naturelle ou non de l'ADN) se produit, elle peut provoquer des modifications de fonctionnement de l'organisme. Les mutations génétiques sont rares et se produisent principalement lors de la réplication (reproduction) des cellules de l'organisme. Ces mutations naturelles sont aléatoires, mais leur fréquence d'apparition peut être augmentée par des mutagènes, parfois qualifiés d'agents ou de facteurs mutagènes. Ces agents peuvent être physiques (rayonnements ionisants) ou chimiques (agents alkylants, dérivés réactifs de l'oxygène...).Si les mutations sont héréditaires, elles se transmettent de générations en génération et sont responsables des différences morphologiques entre les êtres vivants.

Ces différences d'ADN permettent à certain individu de produire de nouvelles sortes de protéines, de nouveaux types de cellules et peuvent modifier la réaction de notre corps aux agents pathogènes ainsi que l'efficacité des médicaments... Une modification du milieu de vie (sécheresse, luminosité, maladie...) affectera donc plus ou moins gravement un individu en fonction de son patrimoine génétique et de ces mutations.

Une empreinte génétique, ou profil génétique, est le résultat d'un ADN analyse génétique

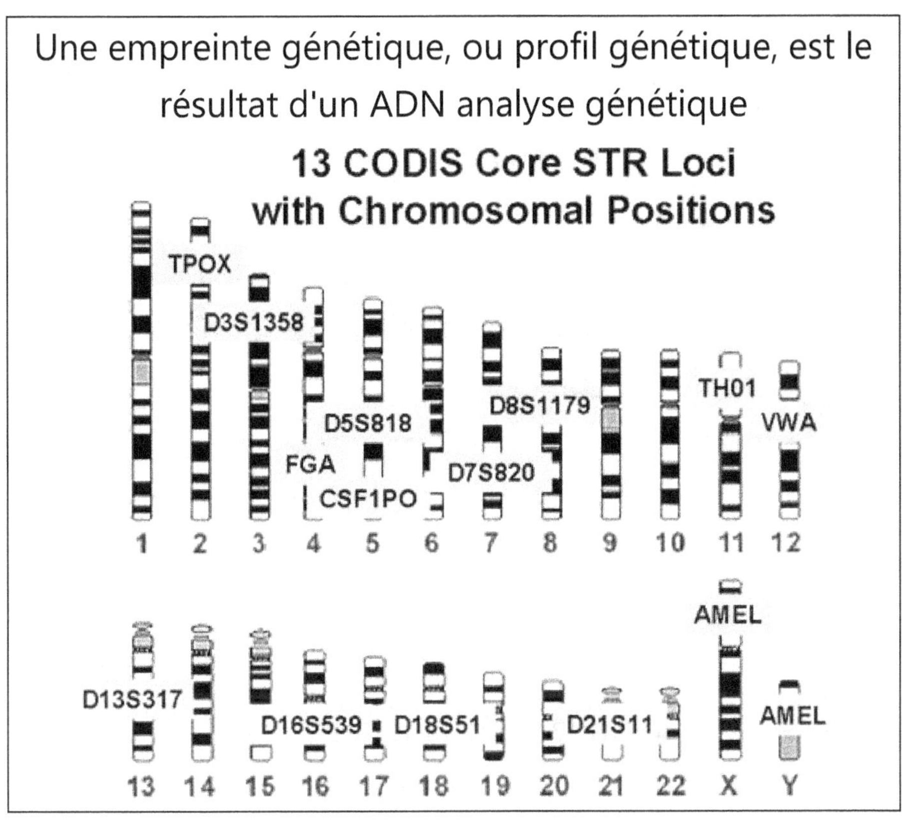

Aujourd'hui, les chirurgiens géniques sont capables de modifier l'ADN et de rétablir une séquence, un gène, pour guérir une maladie génétique mais cette pratique fait l'objet d'études et n'est pas encore généralisée. C'est une pratique qui peut être utile mais qui reste risquée.

En résumé, l'ADN est une sorte un code-barres unique qui définit biologiquement chaque individu. Ce code génétique nous vient de nos parents. Sur nos 46 chromosomes, 23 chromosomes sont d'origine paternelle et 23 chromosomes sont d'origine maternelle. Chaque être humain porte donc la moitié des gènes de chacun de ses parents. Nos parents nous transmettent donc des morceaux d'ADN, qui nous définissent et permettent à notre corps de fonctionner. Nos géniteurs nous transmettent nos forces et nos faiblesses biologiques. La résistance d'une personne à une maladie, une infection, une agression biologique est pleinement définie dans nos gènes et est propre à chaque individu. L'efficacité d'un vaccin ou une éventuelle réaction allergique dépend donc de l'ADN de chacun.

Description de la structure d'un chromosome

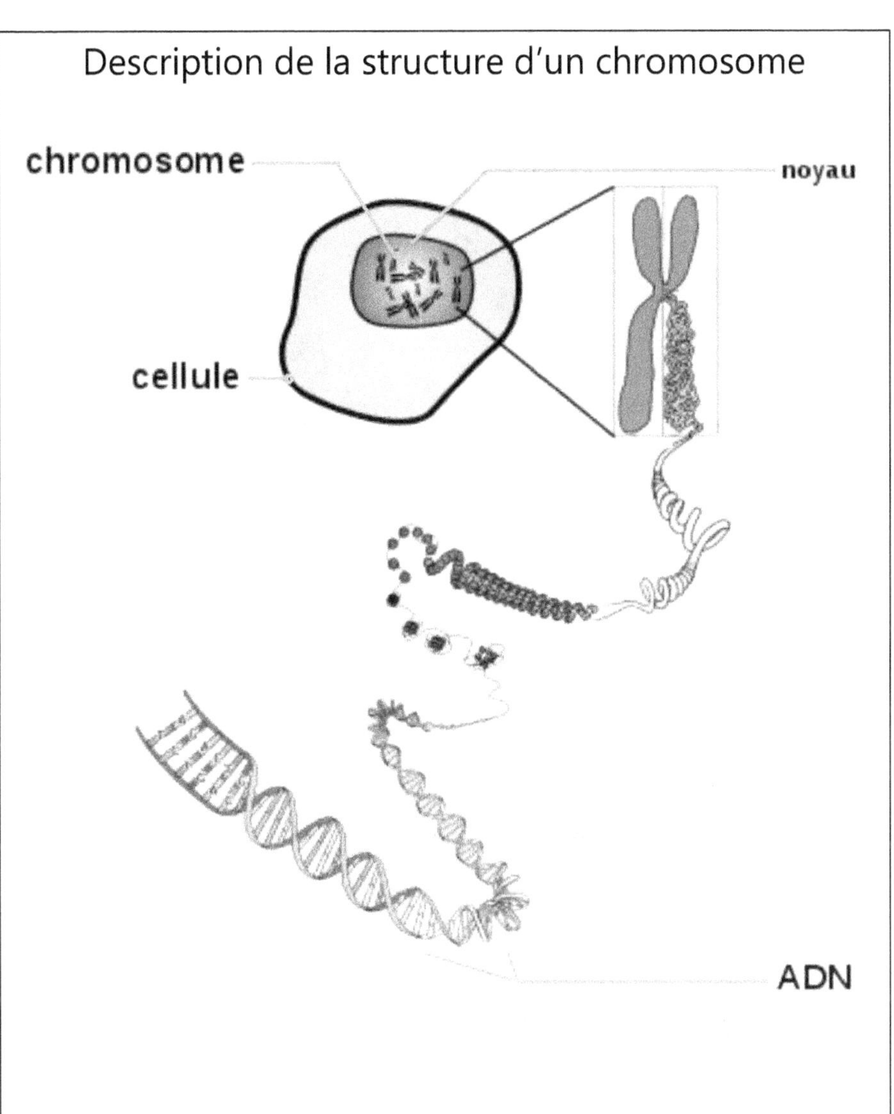

Le système immunitaire

Notre corps est composé de plusieurs systèmes qui interagissent pour former un tout fonctionnel. Chaque système a une fonction précise. Ainsi, le système digestif a pour but de digérer les aliments et absorber les nutriments, le système respiratoire gère les échanges gazeux et la respiration, etc. Chaque système est, lui-même, composé d'organes qui sont composés de cellules.

Le système immunitaire est un ensemble d'organes et de cellules qui ont pour fonction de reconnaitre et d'identifier ce qui fait partie du corps et ce qui n'en fait pas partie (distinguer le soi du non-soi). En résumé, son but est de défendre le corps contre tous ses ennemis de l'extérieur... comme de l'intérieur. Grâce à notre ADN, le système immunitaire nous est hérité à la naissance mais il se développe différemment pour chaque personne en fonction des agressions biologiques que celui-ci subit.

Ce système est très complexe et les actions de celui-ci correspondent généralement à la collaboration de plusieurs mécanismes immunitaires. Ses principaux intervenants sont les globules blancs produits au sein de la moelle osseuse.

Concrètement nous disposons de trois niveaux de défenses immunitaires ayant des interactions très importantes entre eux :

- la défense épithéliale (peau, muqueuses, acidité gastrique...) ;

- la défense immunitaire innée : action immédiate des globules blancs contre les agents infectieux ;

- la défense immunitaire spécifique : création par les organes immunitaires de cellules ou protéines spécifiques pour combattre un agent infectieux précis.

La défense immunitaire spécifique est lente (parfois plusieurs jours) car il faut que le corps identifie l'intrus pour ensuite former des cellules et/ou des protéines qui seront capables de la détruire. Notre organisme garde en mémoire l'intrus et se prépare à le rencontrer à nouveau, ce qui impliquera une réponse beaucoup plus rapide et donc des symptômes beaucoup moins présents à la prochaine attaque par ces mêmes agents infectieux.

Cette mémoire immunitaire est limitée dans le temps et n'est pas héréditaire. La vaccination joue donc un rôle à ce niveau en présentant à l'organisme des intrus spécifiques et moins agressifs que le pathogène (microbe qui peut causer une maladie) de départ.

Les différents types de globules blancs

Nom	Image	Diagramme	Proportion	Diamètre
Neutrophile			40 à 75 %	12 µm
Éosinophile			1 à 3 %	12 µm
Basophile			0 à 1 %	12 µm
Lymphocyte			20 à 40 %	7 µm
Monocyte			2 à 10 %	17 µm

La sélection naturelle

Après lecture des deux premiers chapitres, nous comprenons que l'ADN et le système immunitaire sont deux facteurs importants qui interviennent dans les réponses que notre corps va donner face à une agression pathogène. Une maladie affectera donc plus ou moins gravement un individu en fonction de son patrimoine génétique et des agents pathogènes déjà rencontrés.

Peinture de groupes ethniques en Amérique au début du xxe siècle

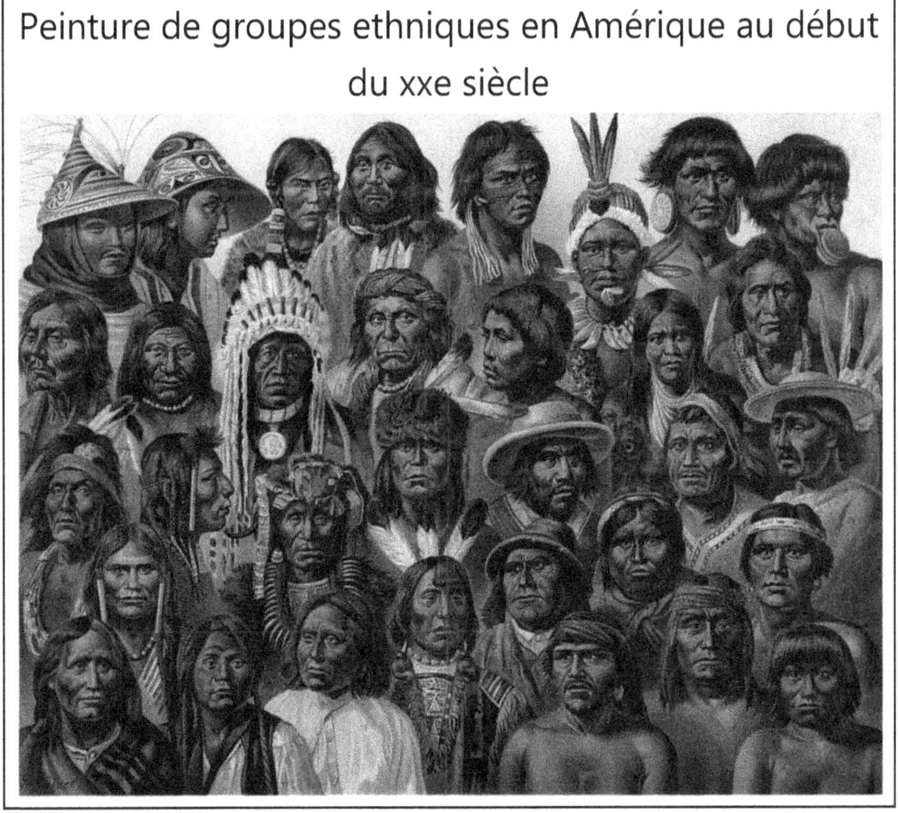

L'histoire de la démographie des amérindiens est un exemple de l'importance de ces deux facteurs sur la réaction face à une maladie.

S'il est difficile de donner une estimation de l'évolution de la population indigène, entre la fin de la période précolombienne et le début de la période coloniale, les spécialistes sont tous d'accord pour reconnaitre une baisse très importante de la démographie amérindienne (de plusieurs millions de personnes à seulement plusieurs centaines milliers).

Ce changement soudain est principalement dû à des maladies emportées par les premiers colons. Les indigènes n'avaient pour ses maladies ni immunité héréditaire ni immunité spécifique. Les indigènes n'avaient pas développé la même immunité que les populations venues Europe.

Parmi, les maladies mortelles qui frappent les autochtones, on trouve la variole, la peste, la coqueluche, la scarlatine, la roséole, le typhus, la fièvre, la grippe, la diphtérie ; même un rhume pouvait causer la mort chez certains amérindiens.

Bubons à l'aine d'une personne atteinte de la peste bubonique.

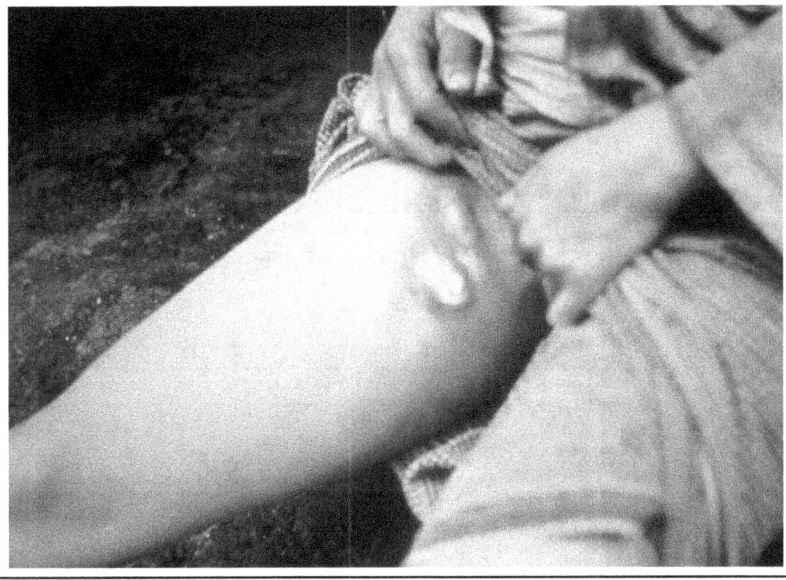

Photo d'un jeune garçon atteint de variole

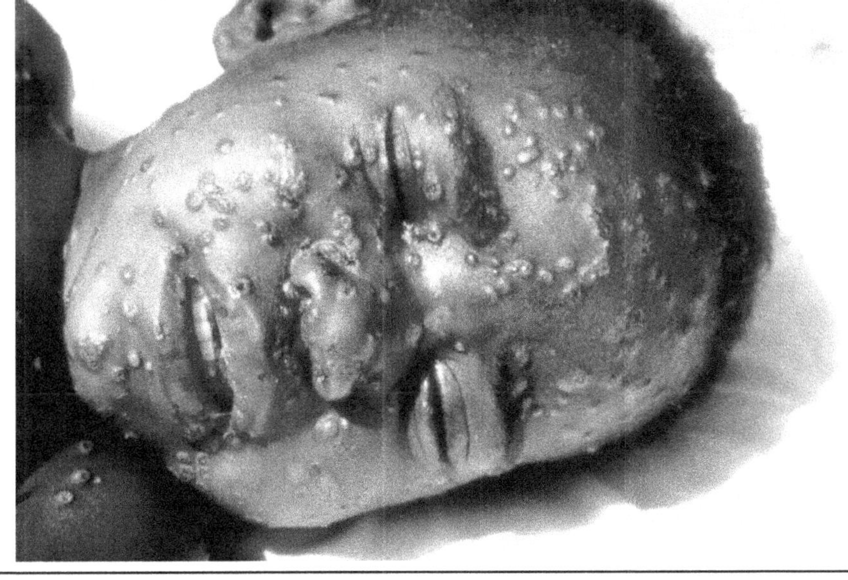

La sélection naturelle joue donc un rôle majeur dans l'immunité. Si l'ADN d'un individu ne lui permet pas de survivre il meurt. Cette « défaillance » biologique n'est donc pas transmise à la génération suivante. De génération en génération, il ne reste que les individus « résistants » aux agressions biologiques déjà rencontrées c'est la sélection naturelle.

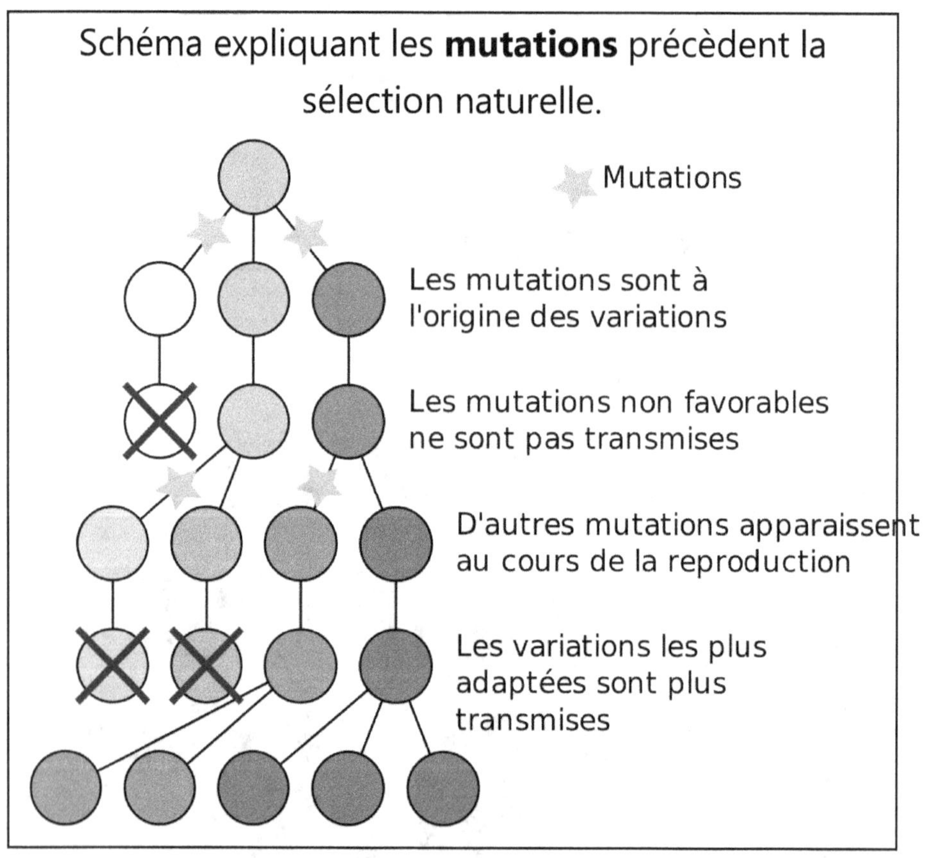

L'utilisation des antibiotiques est un autre exemple de sélection naturelle. Les antibiotiques sont des substances naturelles ou synthétiques qui tuent les bactéries. Lors d'un traitement médical par antibiotique, ceux-ci aident nos globules blancs à lutter contre un trop grand nombre de bactéries. Il est conseillé de finir la boîte même si l'on se sent mieux. Un arrêt prématuré risque en effet de raviver l'action des bactéries car les plus « résistantes aux antibiotiques » se reproduisent et la maladie pourrait alors s'aggraver encore davantage si les globules blancs ne prennent pas le dessus. Les bactéries restantes sont des générations suivantes et donc plus résistantes et dès lors plus difficiles à éliminer. L'antibiotique n'a plus aucun effet sur cette bactérie. C'est ainsi que la virulence (invasivité, infectiosité, nocivité), peut augmenter pour une bactérie déjà connue. Le traitement médical qui permet d'éliminer cette bactérie peut donc évolué dans le temps et des traitements peuvent devenir inefficaces.

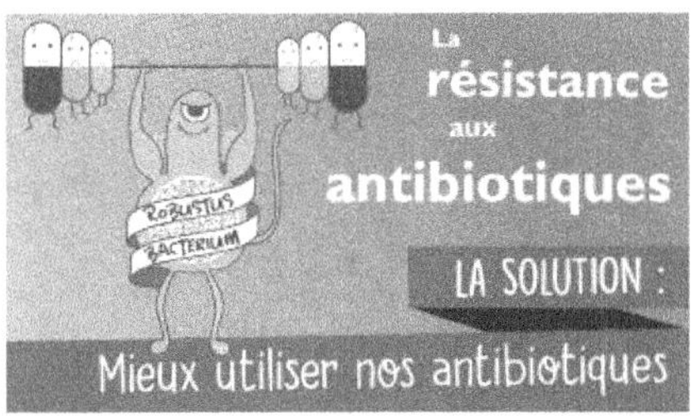

Les traitements médicaux et histoire de la vaccination

Il y a plus de vingt ans, l'anthropologue Margaret Mead affirmait que le premier signe de civilisation dans l'histoire n'était pas la maitrise du feu ou la fabrication d'outil mais la trace d'un os de la jambe cassé puis guéri. Dans le monde animal, une jambe cassée est synonyme de mort. En effet, il est impossible de se déplacer pour boire et manger et de fuir un danger. Cette trace de fracture d'un fémur guérie est la preuve qu'une personne a pris le temps d'accompagner une autre personne blessée, de soigner sa blessure, de l'emmener dans un endroit sûr et de l'aider à se remettre. Aider quelqu'un qui vit des difficultés serait donc le moment où la civilisation commence.

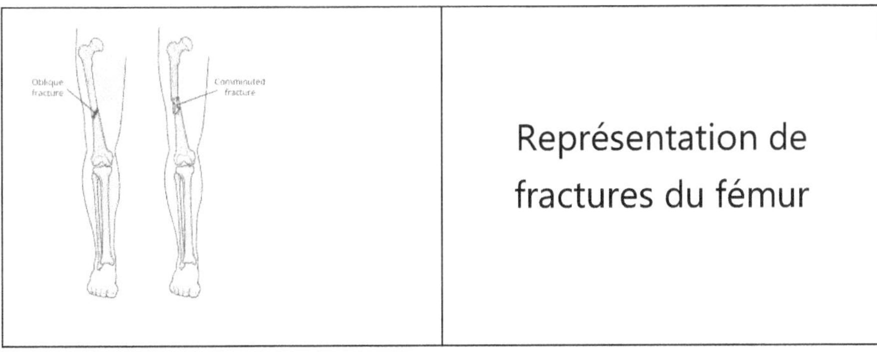

Représentation de fractures du fémur

Depuis le début de notre civilisation, nous avons toujours cherché à aider les malades et personne dans le besoin. Et c'est dans cette logique qu'il faut imaginer le début de l'utilisation de substances à propriétés curatives, les premiers médicaments.

En 1900, il n'existait qu'une dizaine de médicaments de synthèse le reste était des produits naturels. Aujourd'hui, nous utilisons des milliers de substances de synthèse et très peu de remèdes naturels.

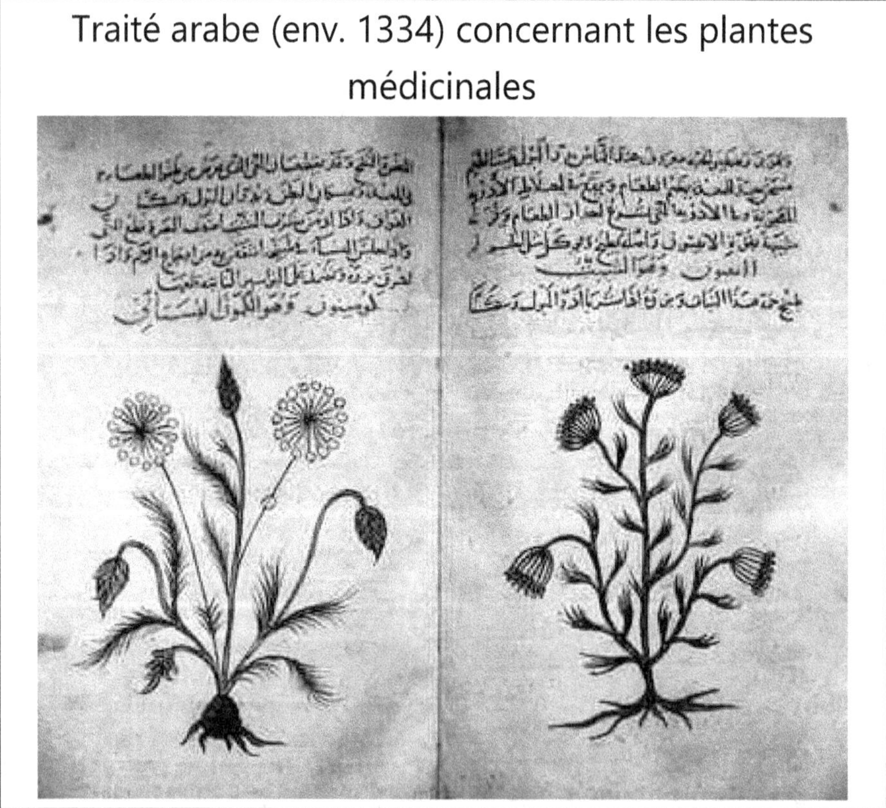

Traité arabe (env. 1334) concernant les plantes médicinales

Il existe une grande variété de médicaments qui agissent tous de manières différentes. Ils peuvent jouer sur le soin des symptômes, l'élimination des pathogènes, ou la prévention. Les vaccins interviennent dans la prévention et peuvent éviter l'apparition d'une maladie ou la diminution des symptômes de celle-ci. Rappelons que ces médicaments vont être métabolisés différemment par chaque personne en fonction de son ADN.

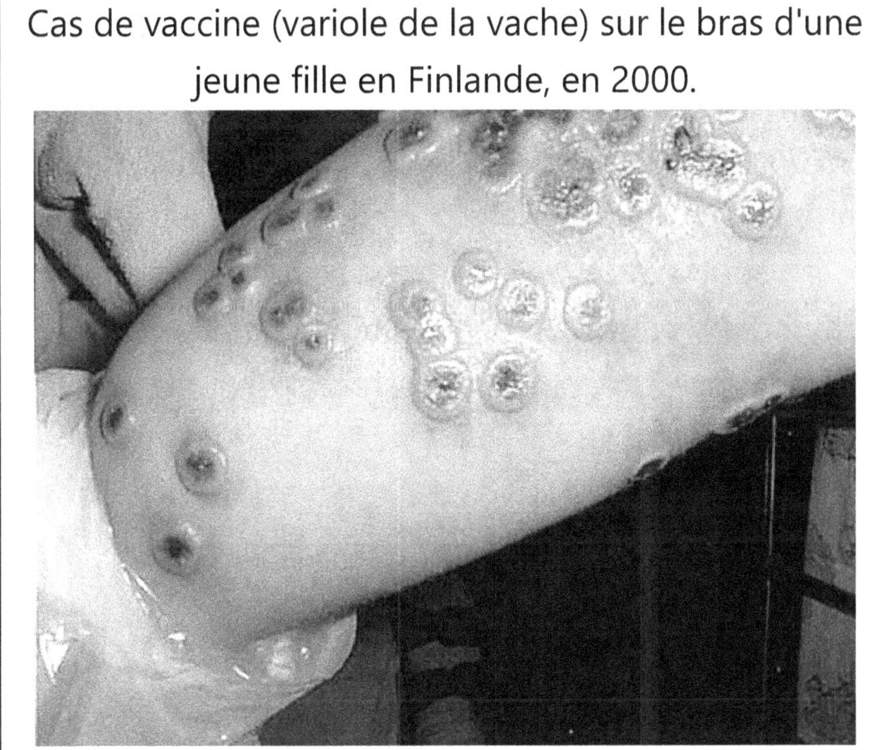

Cas de vaccine (variole de la vache) sur le bras d'une jeune fille en Finlande, en 2000.

Vers la fin des temps modernes, plusieurs observateurs remarquent que, dans les zones rurales, les travailleurs laitiers n'attrapaient jamais la variole humaine (maladie mortelle et défigurante). Le docteur Edward Jenner émit l'hypothèse que cette immunité spéciale était due au contact que ces travailleurs ont avec la variole de la vache, la vaccine. Pour valider son hypothèse, Jenner a pris du pus de la main d'une laitière ayant la vaccine, l'a gratté dans le bras d'un enfant de 8 ans. Plus tard, il lui a inoculé la variole humaine et celui-ci ne l'a pas développé. Après d'autres tests Jenner conclut que l'inoculation de son produit était sans risque, chez les enfants comme chez les adultes et permettait de se protéger de la variole. C'est le début de la vaccination. Il faudra attendre presque un siècle et Louis Pasteur pour développer des vaccins contre le choléra et contre l'anthrax du poulet.

À partir de la fin du XIXe siècle, les vaccins sont déjà un enjeu politique et des lois sur la vaccination obligatoire sont adoptées.

Le XXe siècle a vu l'introduction de plusieurs vaccins efficaces, notamment ceux contre la diphtérie, la rougeole, les oreillons, le tétanos, la rubéole et la poliomyélite. Dans les années 1970, presque deux cents ans après les premiers tests de Jenner, l'éradication mondiale de la variole humaine a été confirmée.

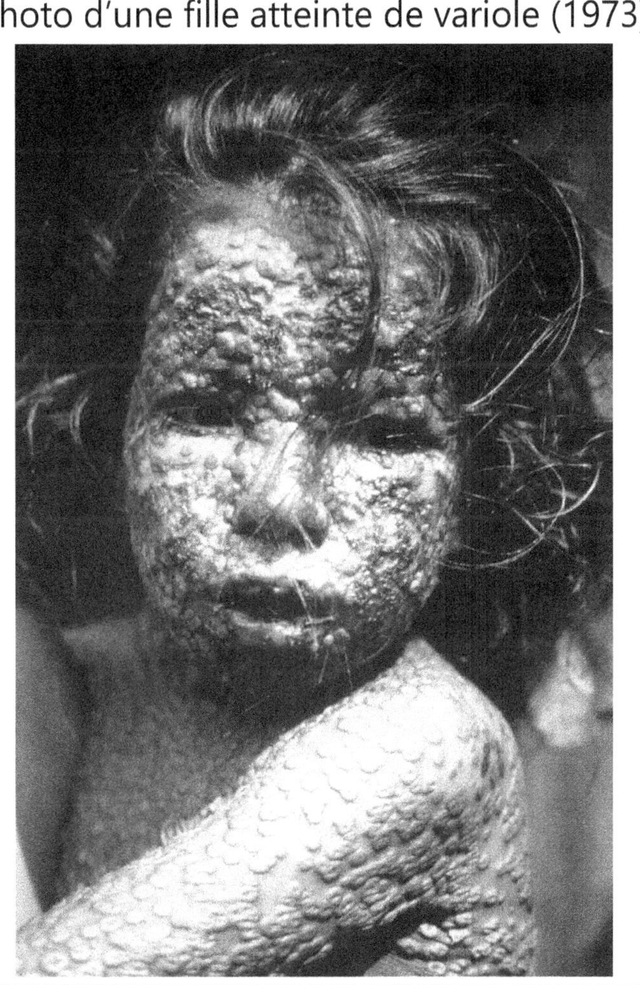

Photo d'une fille atteinte de variole (1973)

Fonctionnement des vaccins

Rappelons-le, les vaccins jouent un rôle dans la défense immunitaire spécifique. Leur but est de mettre notre corps en contact avec des « microbes non agressifs » pour que notre organisme garde en mémoire l'intrus et se prépare à le rencontrer à nouveau. Cette première rencontre non agressive est un écolage du corps pour lui permettre une réponse beaucoup plus rapide et efficace en cas d'attaque réelle par ces mêmes agents infectieux.

Malheureusement, cette mémoire immunitaire est limitée dans le temps et n'est pas héréditaire. Il faut donc pour certains vaccins faire des rappels et ne pas oublier de vacciner les générations futures.

Évidemment pour préparer le corps a rencontré ses agresseurs il faut l'entrainer avec des cibles qui leur ressemblent... Il y a plusieurs possibilités biologiques et donc plusieurs types de vaccins. En fonction du type de vaccin, la composition de celui-ci change.

Les vaccins issus d'agents infectieux vivants atténués correspondent à l'injection d'agents infectieux vivant ayant artificiellement perdu leur caractère pathogène. L'agent infectieux reste vivant et peut provoquer des symptômes mineurs de la maladie qu'il prévient. Du fait de ce risque potentiel, ils sont contre-indiqués chez la femme enceinte et la personne immunodépressive. Citons comme exemple les vaccins injectables contre la rougeole, la rubéole, les oreillons, la fièvre jaune, le zona, la varicelle, la tuberculose ou des vaccins oraux contre la fièvre typhoïde, contre le rotavirus et poliomyélite. Les vaccins issus d'agent infectieux vivant atténué produisent une réponse immunitaire forte et ne contiennent pas d'adjuvants.

Pour ce type de vaccin les effets secondaires « graves » (tel un choc anaphylactique) sont excréments rares (moins d'un cas par million).

D'autres problèmes extrêmement rares sont parfois signalés après une vaccination de ce type. (1 cas par million). Dans ces conditions, il est difficile d'établir si le vaccin est réellement la cause de cet incident ou s'il s'agit d'une coïncidence.

Il est important de savoir que les vaccins des nourrissons n'affaiblissent pas leur système immunitaire et n'augmentent pas le risque de développer par la suite des allergies ou d'autres maladies.

Amyotrophie du membre inférieur droit causée par la poliomyélite.

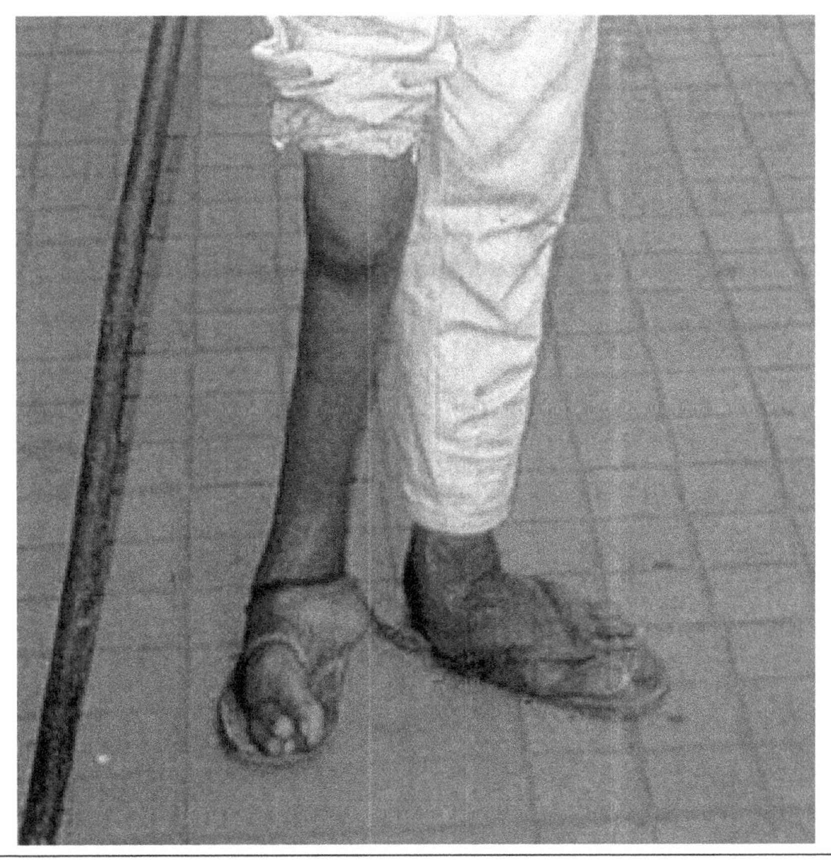

Les vaccins issus d'agents infectieux inactivés correspondent à l'injection d'agents infectieux tués chimiquement. Les agents inactivés peuvent être entiers ou « à sous unités » dans ce cas une partie des agents pathogènes ou des toxines qu'ils produisent sont présentes dans le vaccin (protéine, toxine,...).Malheureusement cet agent infectieux tué ne produit pas une très grande réponse immunitaire (le corps ne se sent pas agresser) c'est pourquoi ils font l'objet de rappels de vaccination. C'est aussi pour cette raison que ce type de vaccin contient un adjuvant qui aide le corps à se sentir agressé et à produire une réponse immunitaire plus importante.

Les sels d'aluminium sont l'adjuvant le plus couramment utilisé dans les vaccins. Les sels d'aluminium assurent une libération lente et une meilleure absorption du vaccin par le système immunitaire. La quantité d'aluminium qui pénètre dans le corps via toutes les vaccinations au cours des six premiers mois de la vie d'un nourrisson est d'environ 4,4 mg.

Récemment, d'autres adjuvants ont également été développés. L'association MPL-aluminium est appelée AS04 et est utilisée dans les vaccins contre l'hépatite B (Fendrix™) et contre le papillomavirus humain (Cervarix™). Les émulsions d'huile dans eau, dont le squalène est le principal composant, sont utilisées dans un vaccin contre la grippe saisonnière (Fluad™, adjuvant MF59, squalène uniquement) et dans un vaccin contre la grippe pandémique (Pandemrix™, adjuvant AS03, une association de squalène et de tocophérol).

Selon le site : https://www.vaccination-info.be/

« un adjuvant. C'est une substance parfois ajoutée pour améliorer considérablement l'efficacité de la vaccination en stimulant la réponse immunitaire au vaccin. Il existe différents types d'adjuvants, comme le phosphate de calcium, des sels d'aluminium, l'émulsion huile-dans-eau, les liposomes… Les doses d'adjuvants présentes dans les vaccins sont très réglementées ; les contrôles sont nombreux. »

Selon le site de l'oranistion mondiale de la santé :https://www.who.int/vaccine_safety/committee/topics/adjuvants/June_2004/fr/

« Les questions concernant l'innocuité exigeront une connaissance approfondie des effets des adjuvants sur la réponse immunitaire et les mécanismes associés. La réglementation actuelle devra tenir compte des données scientifiques nouvelles concernant les adjuvants. L'innocuité des adjuvants est un domaine important et négligé. Dans la mesure où les adjuvants ont leurs propres propriétés pharmacologiques, susceptibles de modifier l'immunogénicité et la sécurité des vaccins, l'évaluation de leur innocuité est indispensable. »

Ce type de vaccin présente des risques de réactions indésirables plus importantes.

Selon le site : https://vaccinclic.com/index.php/109-effets-secondaires-mediatises/28-adjuvants-des-vaccins-en-bref

« Les adjuvants provoquent en général une augmentation des effets indésirables locaux et généraux, mais de façon transitoire et bénigne. L'adjuvant le plus ancien est l'aluminium.
Son ancienneté d'utilisation depuis plus de 80 ans permet de garantir sa sécurité. Il a été récemment remis en cause en l'accusant de neurotoxicité et d'être associé au syndrome clinique de la myosfasciite à macrophages. Pourtant les doses d'aluminium contenues dans les vaccins sont réglementées et ne dépassent jamais les doses maximales autorisées (même pour les nourrissons). De plus, la dose contenue dans les vaccins est bien plus faible que celle apportée par l'alimentation (environ 2,5mg/j) et celle contenue dans les produits cosmétiques. En dessous des doses maximales conseillées, la neurotoxicité n'a jamais été démontrée. Concernant la myofasciite à macrophages, l'aluminium est responsable de la lésion histologique (considérée comme un "tatouage vaccinal") mais sa responsabilité pour le syndrome clinique associé n'est pas prouvée. Pour stimuler différemment la réponse immunitaire, de nouveaux adjuvants ont été fabriqués. Parmi eux, les adjuvants lipidiques sont les plus courants (dont les squalènes). Leur sécurité est

bien établie avec les études cliniques récentes. Leur implication dans le syndrome de la guerre du Golfe a été réfutée.

Concernant la narcolepsie, même si des recherches sont toujours en cours, les études épidémiologiques semblent indiquer un sur-risque potentiellement lié au vaccin Pandemrix* utilisé lors de la grippe pandémique A/H1N1 de 2009. Le rôle de l'adjuvant à base de squalène (AS03) n'est pas clairement identifié et ne peut expliquer à lui seul ce sur-risque. »

Il convient de se renseigner sur chaque vaccin pour en contraire la composition. En Belgique, pour la Fédération Wallonie-Bruxelles, l'ONE sélectionne tous les 4 ans les vaccins qu'elle met à la disposition des vaccinateurs pour les bébés, enfants et adolescents. Les adjuvants rencontrés sont donc variables.

Les vaccins à ARN

L'ARN est un morceau répliqué d'ADN. L'ARN contient les informations précises qui permettent à notre corps de produire des protéines précises. Notre corps produit naturellement de l'ARN pour fonctionner.

Un vaccin à ARN, ou vaccin à ARNm, est un type de vaccin activant le système immunitaire spécifique au moyen d'ARN « artificiel » qui permet la fabrication d'une protéine identique ou semblable à un morceau d'agent pathogène ou tumoral. Cette protéine est produite directement dans les cellules cibles grâce à de l'ARN contenu dans le vaccin, et est reconnue par le système immunitaire de l'organisme, qui réagit en produisant des anticorps dirigés contre l'agent pathogène ou le cancer qu'on cherche à neutraliser.

Dans ce type de vaccin, l'ARN messager peut être nu, c'est-à-dire délivré directement en solution, ou bien transporté dans des nanoparticules lipidiques (semblables à celles présentes dans notre corps).

Contrairement aux vaccins à virus inactivé les vaccins à ARN ne nécessitent aucun adjuvant. A aucun moment l'ARN ne peut être intégré à notre ADN. Ce type de vaccin est à l'étude depuis une vingtaine d'années.

Vue en microscopie électronique des différentes molécules d'ARN en cours de synthèse à partir de l'ADN.

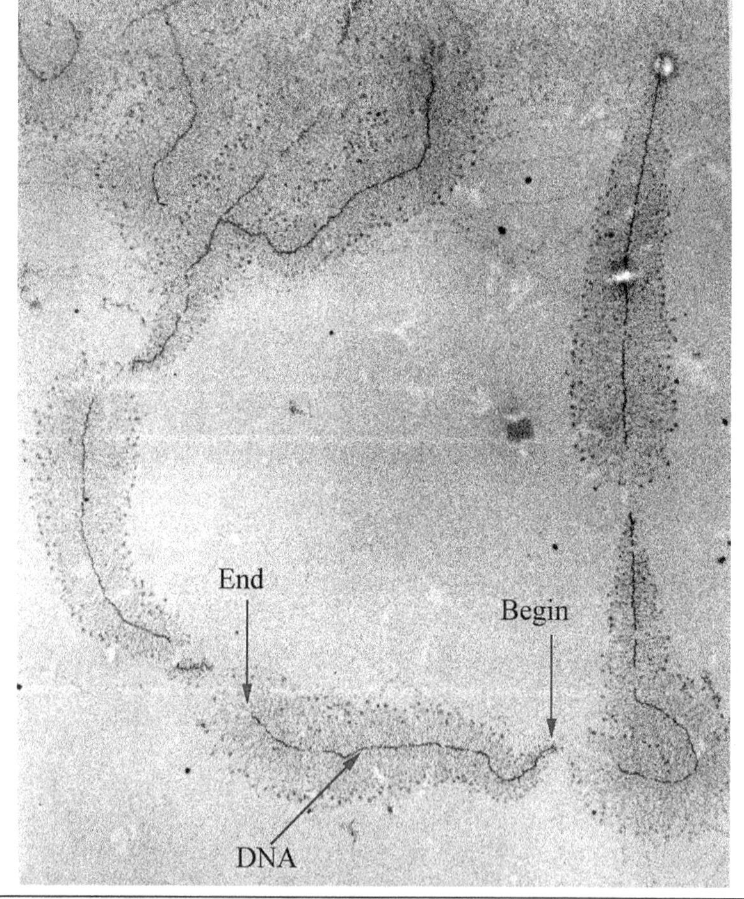

Plusieurs vaccins à ARN potentiels pour protéger du SARS-CoV-2 et de la COVID-19 sont étudiés depuis le début de l'année 2020. Même si ce type de vaccin est à l'étude depuis plus de 20 ans, Le vaccin Tozinaméran, développé par BioNTech et Pfizer, a reçu le 2 décembre 2020 au Royaume-Uni la première autorisation pour l'utilisation grand public d'un vaccin à ARN. C'est donc la première fois que cette nouvelle stratégie vaccinale à ARN dépasse le stade des essais cliniques. Nécessairement, les événements indésirables consécutifs aux injections doivent être scrutés à la loupe aussi bien sur le plan clinique que statistique. Cette pharmacovigilance passera notamment tout au long de l'année 2021 par de nouveaux essais cliniques indépendants des laboratoires dans les pays où seront utilisés ces vaccins. Mais aussi par une analyse des événements médicaux sérieux rapportés suite à une vaccination pour déterminer son origine et sa fréquence statistique.

Après plusieurs recherches, on découvre que ces vaccins qui sont largement utilisés contre la Covid-19 sont toujours en phase d'essais cliniques. On trouve cette information sur le site d'enregistrement des essais cliniques ClinicalTrials.gov. D'après plusieurs estimations, les études sur les essais thérapeutiques de ces vaccins devraient être achevées pour 2023.

CALENDRIER DES ESSAIS DES THERAPIES

	Pfizer	Moderna
Date de début réelle de l' étude	29-avr-20	27-juil-20
Date d'achèvement primaire estimée	**03-août-21**	**27-oct-22**
Date estimée d' achèvement de l'étude	31-janv-23	27-oct-22

En bref, on ne connait pas encore les effets secondaires à long terme de ce nouveau type de vaccin

Affiche publicitaire sur la vaccination
(début 1900)

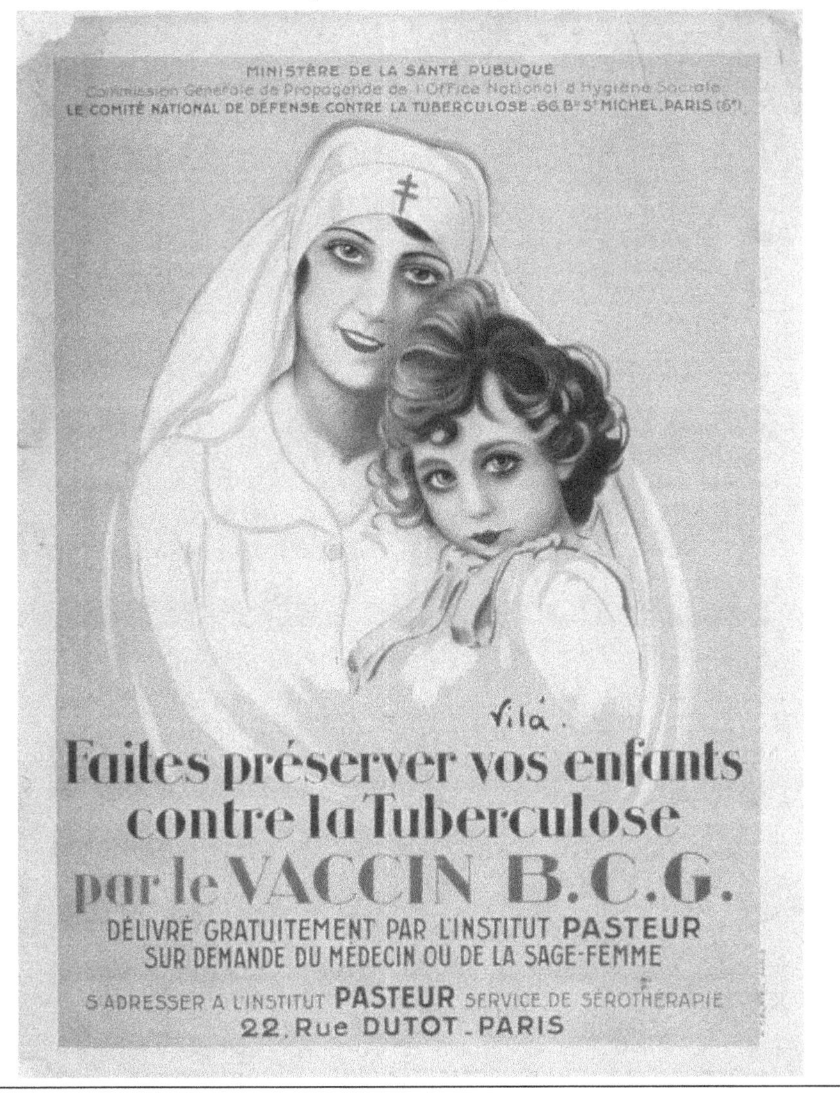

La dangerosité des vaccins

Les vaccins sont des médicaments et ils peuvent provoquer des effets secondaires.

Selon l'OMS : (https://www.who.int/fr/news-room/q-a-detail/vaccines-and-immunization-what-is-vaccination)

« Les vaccins sont sûrs et leurs effets secondaires sont en général mineurs et temporaires, comme un bras endolori ou une faible fièvre. Des effets indésirables plus sérieux sont possibles, mais extrêmement rares.

Tout vaccin homologué subit une batterie de tests rigoureux tout au long des multiples phases des essais avant que son utilisation ne soit approuvée ; il est ensuite réévalué régulièrement après son introduction. Les scientifiques surveillent en permanence les informations provenant de plusieurs sources pour y déceler tout signal indiquant que le vaccin peut entraîner des risques pour la santé. »

Rappelez-vous que vous avez une probabilité bien plus grande d'être gravement atteint par une maladie à prévention vaccinale que par un vaccin. Par exemple, le tétanos peut provoquer des douleurs extrêmes, des spasmes musculaires (trismus) et des caillots sanguins, la rougeole peut entraîner une encéphalite (infection du cerveau) et la cécité. De nombreuses maladies à prévention vaccinale peuvent même provoquer la mort. Les avantages de la vaccination dépassent donc de loin les risques et il y aurait bien plus de cas de maladie et de décès sans les vaccins.

Comme tout médicament, les vaccins peuvent avoir des effets secondaires bénins comme un peu de fièvre, une douleur ou une rougeur au point d'injection. Plusieurs études montrent que ces réactions disparaissent d'elles-mêmes en quelques jours.

Les effets secondaires sévères et durables sont extrêmement rares. Le risque de réaction indésirable grave à un vaccin est de 1 pour un million et dépend de l'ADN de chacun.

Les médecins et scientifiques surveillent continuellement l'innocuité des vaccins pour détecter des événements indésirables rares.

Rien n'indique qu'il y ait un lien entre les vaccins et l'autisme ou les troubles autistiques. De nombreuses études, menées sur de très grandes populations, ont démontré ce point.

L'étude de 1998, ayant suscité des inquiétudes quant à l'éventualité d'un lien entre le vaccin contre la rougeole, les oreillons et la rubéole (ROR) et l'autisme, s'est avérée ensuite entachée d'erreurs et de fraude. L'article a alors été supprimé de la revue qui l'avait publié et le permis d'exercer a été retiré au médecin qui en était à l'origine. Malheureusement, il avait déclenché un vent de panique qui a fait baisser les taux de vaccination dans certains pays et provoqué par la suite des flambées épidémiques.

Nous devons tous prendre les mesures pour ne communiquer que des informations crédibles et scientifiques sur les vaccins et les maladies qu'ils préviennent.

L'OMS veille à ce que chacun, où qu'il se trouve, soit protégé par des vaccins sûrs et efficaces. Pour ce faire, elle aide les pays à mettre en place des systèmes rigoureux afin de garantir l'innocuité vaccins et à appliquer des normes internationales strictes pour leur réglementation.

Avec des scientifiques du monde entier, les experts de l'OMS effectuent une surveillance continue pour s'assurer que les vaccins restent sûrs. Elle collabore également avec ses partenaires pour aider les pays à enquêter et à communiquer en cas de problèmes potentiels.

Tous les effets secondaires indésirables inattendus qui sont signalés à l'OMS sont évalués par un groupe indépendant d'experts, le Comité consultatif mondial de la sécurité vaccinale.

Efficacité des vaccins

Avant d'être mis sur le marché, un vaccin est testé en laboratoire et via des modèles informatiques. Il sera ensuite testé sur des animaux, dont le système immunitaire est proche de celui des humains, afin de déterminer que le vaccin n'a pas d'effets indésirables graves. S'ensuivent des tests cliniques en trois phases sur des humains (adultes d'abord et enfants après). Les chercheurs vérifient des aspects comme le pouvoir immunogène du vaccin en fonction des doses administrées, le schéma de vaccination à observer, la tolérance des personnes vaccinées avec la formulation finale, les éventuels effets indésirables ou encore l'interaction avec d'autres vaccins.

Une fois toutes ces étapes passées et les autorisations obtenues de la part des autorités scientifiques et économiques, le vaccin est mis sur le marché. En moyenne, l'ensemble du processus prend 7 ans.

Après la mise sur le marché, une 4ème phase de pharmacovigilance est mise en place de manière permanente. Il y a trois niveaux de surveillance, un niveau belge (AFMPS), un niveau européen (EMA) et un niveau mondial (OMS).

Les phases des tests cliniques sont :

- Phase 1 : constituée de 20 à 100 volontaires, elle vise à déterminer que le vaccin est sûr et efficace et qu'il n'y a pas d'effets indésirables importants.

- Phase 2 : plusieurs centaines de volontaires testent le vaccin afin de déterminer l'existence d'effets indésirables à court terme, faire le lien entre dose nécessaire et effet indésirable et établir la réponse immunitaire.

- Phase 3 : des centaines ou des milliers de volontaires sont testés pour comparer des groupes vaccinés aux groupes non vaccinés. Ces tests finalisent la détermination de l'efficacité et la sûreté des vaccins, ainsi que les effets secondaires les plus communs.

Comme pour toute intervention médicale, le risque zéro n'existe pas. Des effets indésirables bénins peuvent se manifester après une vaccination. Les effets graves sont très rares : moins d'un cas par million de doses de vaccin administrées.

Les experts estiment que les maladies évitables par vaccination et leurs complications sont bien plus dangereuses qu'une potentielle réaction indésirable à la suite d'une vaccination.

Chaque recommandation des autorités (relative à une vaccination) est formulée après une analyse rigoureuse des avantages et des inconvénients des vaccins. En outre, en Belgique, les vaccins, comme tout médicament, doivent répondre à des exigences de qualité, d'efficacité et de sécurité avant de pouvoir être mis sur le marché. Les vaccins font partie des substances les plus contrôlées dans ce cadre.

De manière générale, on peut mesurer l'efficacité d'un vaccin en comparant le taux de mortalité avec le taux de vaccination pour une période donnée. Voici trois exemples de comparaison pour la grippe et la rougeole.

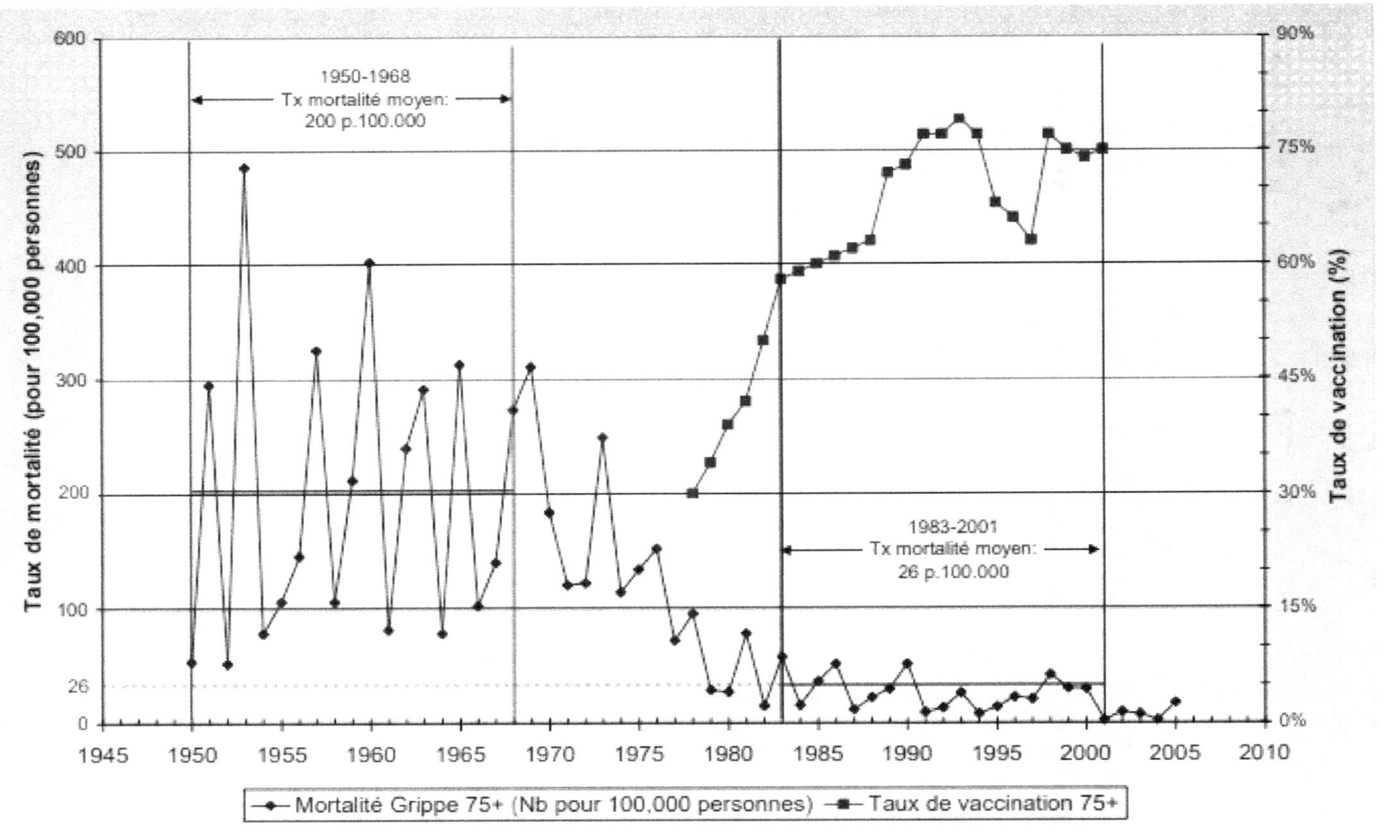

Taux de mortalité (pour 100,000 personnes)
Taux de vaccination (%)
600
500
400
300
200
100
26
0
90%
75%
60%
45%
30%
15%
0%
1950-1968
Tx mortalité moyen:
200 p.100.000
1983-2001
Tx mortalité moyen:
26 p.100.000
1945
1950
1955
1960
1965
1970
1975
1980
1985
1990
1995
2000
2005
2010
Mortalité Grippe 75+ (Nb pour 100,000 personnes)
Taux de vaccination 75+

Le graphique qui suit montre en ordonnée le nombre
de cas de rougeole recensés pour 100 000 individus,
fourni par le United State Census Bureau dans
son Rapport des maladies recensées entre 1912 et
2001. Malheureusement, les données ne remontent
pas avant 1912. Comme on peut le remarquer, la
rougeole s'exprimait dans la population par pics
épidémiques de 2 à 3 ans, jusqu'à l'introduction du
vaccin au cours des années 60.

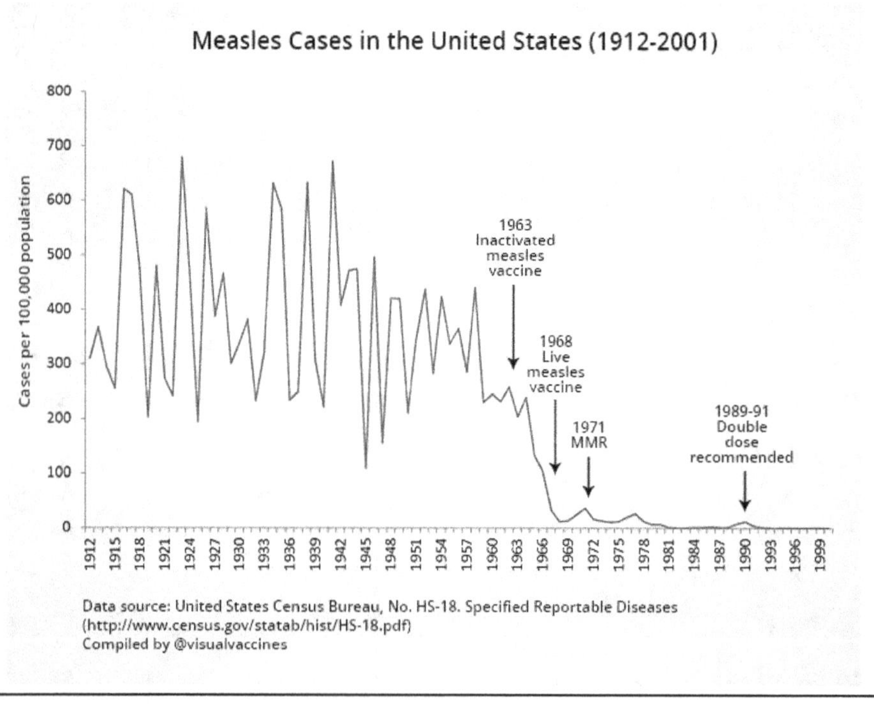

En Angleterre et au Pays de Galles, le vaccin contre la rougeole fut introduit en 1968. La couverture vaccinale initiale était faible, mais elle a lentement augmenté jusqu'à 88 % de la population en 1988. L'introduction du vaccin a eu un effet immédiat sur l'incidence de la rougeole, comme indiqué sur le graphique ci-dessous. Les données sur la rougeole de 1940 à 2013 sont fournies sur le site web des National Archives (Public Health England), qui donne également des données à propos la progression de la couverture vaccinale.

Measles Notifications in England and Wales (1940-2010)

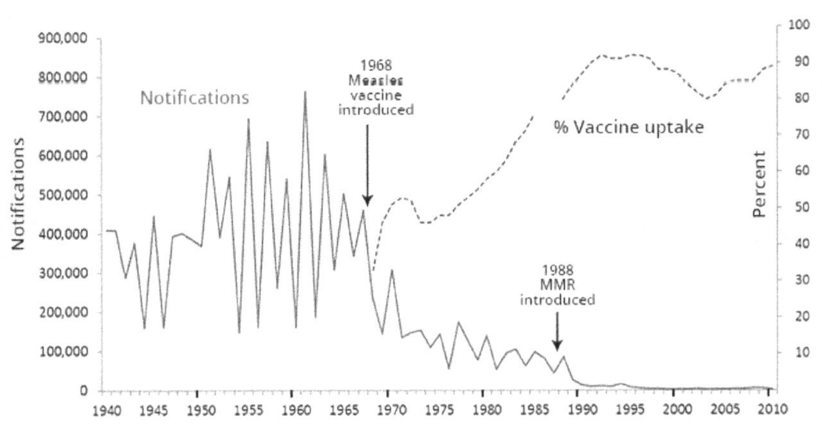

Data source: Public Health England, Measles notifications and deaths in England and Wales, 1940-2013 (http://webarchive.nationalarchives.gov.uk/20140505192926/http://www.hpa.org.uk/web/HPAweb&H PAwebStandard/HPAweb_C/1195733835814)
Compiled by @visualvaccines

Les vaccins enjeux économiques

Les vaccins sont parmi les produits pharmaceutiques les plus difficiles à développer. Le processus d'étude, de développement et d'expérimentation clinique est long (entre 10 et 20 ans) et l'investissement avant une éventuelle commercialisation se chiffre en milliards d'euros. La fabrication de vaccins demande des appareils de production très spécifiques et très spécialisés. Il y a peu ou pas de génériques existant pour les vaccins.

En 2007, au niveau du marché mondial, la vente de vaccin représente 9,5 milliards d'euros. C'est à peine 1,7% du marché pharmaceutique pour 2007. Aujourd'hui cinq groupes pharmaceutiques contrôlent 95% du marché mondial des vaccins. En moyenne, 4 milliards de doses de vaccins sont fabriquées dans le monde par an et 89% le sont en Europe. Les deux tiers de la production européenne sont exportés vers les pays en développement.

Groupes pharmaceutiques qui contrôle la production de vaccin au niveau mondiale

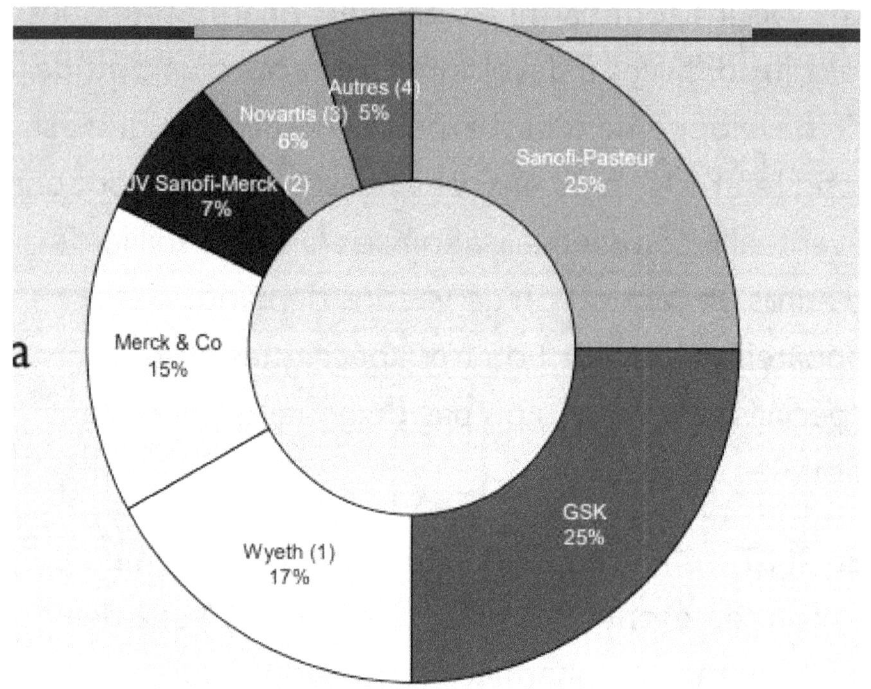

(1) Un seul produit, un vaccin conjugué pneumococcique.
(2) Filiale de commercialisation commune de Merck & Co
et Sanofi-Pasteur créée en 1994 pour l'Europe.
(3) Inclut l'acquisition de Chiron en 2006.
(4) Medimmune (acquise par AstraZeneca en 2007), Acambis
(acquise par Sanofi-Aventis en 2008, Crucell, Intercell AG, Solvay, etc.

Source :

https://www.chairesante.dauphine.fr/fileadmin/media
theque/chaires/chaire_sante/pdf/diapolepen.pdf

Les vaccins ont une importance économique car la vente de vaccin génère des bénéfices financiers publics et privés.

Pour comprendre la provenance de ces bénéfices analysons le tableau ci-dessous :

	Hiver 1997-1998 Epidémie faible	**Hiver 1999-2000 Epidémie forte**
Nombre de cas de grippe	2,8 millions	8,8 millions
Nombre d'arrêts de travail imputables	1,4 millions	4,8 millions
Coût global soins ambulatoires	144 M €	410 M €
Coût global absence au travail	85 M €	430 M €

(sources :https://www.chairesante.dauphine.fr/fileadmin/mediatheque/chaires/chaire_sante/pdf/diapolepen.pdf)

Même si les chiffres de comparaison sont issus d'une étude française, nous pouvons estimer que les coups par habitant sont plus ou moins les mêmes en Belgique. Une maladie, joue donc aussi sur la santé financière d'un état. Ainsi, l'absence au travail imputable à une maladie génère un manque à gagner pour l'état (moins de taxe et d'imposition). La vaccination limite en principe le nombre de malades et donc les pertes de taxe et d'imposition. Favoriser la vaccination représente donc des économies réelles pour la collectivité.

Les états se soucient peu de l'état de santé physique de ces concitoyens mais plutôt de leur condition financière afin de s'assurer des revenus.

En Fédération Wallonie-Bruxelles (FW-B), les vaccins recommandés pour les bébés, les enfants et les adolescents sont gratuits pour le citoyen, à deux conditions. S'ils sont :

- Administrés aux moments recommandés par le calendrier vaccinal ;

- Commandés par le professionnel de santé dans le cadre du Programme de vaccination.

D'autres vaccins pour enfants et adultes sont partiellement remboursés par l'INAMI et certaines mutualités accordent une intervention supplémentaire à leurs membres et/ou interviennent également dans les vaccins conseillés aux voyageurs.

La vaccination génère donc un bénéfice privé car l'Etat achète et/ou le particulier doit acheter son vaccin à ces firmes privées.

Comparaison du prix des vaccins contre la Covid19

**Vaccins anti-Covid :
combien coûte une dose ?**

Chaque gouvernement évalue l'intérêt économique d'un vaccin en comparant des données chiffrées. À partir de ces données, ces responsables de la santé publique établissent un seuil d'acceptabilité du ratio coût-efficacité.

Les données observées sont :

- Le coût de la dose

- La taille population concernée par le vaccin

- La prévalence de la pathologie

- L'efficacité vaccinale (% de cas évités)

- Les coûts moyens directs de la maladie (Traitements, médicament, ... pour le payeur)

- Les coûts moyens indirects de la maladie (Remboursement, intervention mutuelle,... pour le payeur sociétal)

- L'espérance de vie des patients

- La qualité de vie des patients

En bref, les entreprises du secteur privé de tous les secteurs ont un intérêt légitime à tirer profit de leurs produits. L'industrie pharmaceutique ne fait pas exception. Cependant, il faut savoir qu'il existe une grande différence financière entre le secteur des médicaments et celui des vaccins. L'industrie pharmaceutique ne fait pas son plus grand profit via la vente de vaccins, mais principalement via la vente de médicaments du quotidien et des produits de parapharmacie. Une des raisons est que, par exemple, les patients atteints de maladies chroniques doivent prendre leurs médicaments toute leur vie, alors que les vaccins ne sont généralement administrés que quelques fois.

Le secteur des vaccins est également moins intéressant, car la production de vaccins est beaucoup plus complexe et coûteuse que celle de produits pharmaceutiques. Il y a en effet de moins en moins de fabricants de vaccins dans le monde, ce qui peut s'expliquer par des considérations économiques.

Cependant, la politique de vaccination, en ce compris l'intervention dans le coût de certains vaccins, est du ressort des autorités publiques. Celles-ci, pour fixer la politique de vaccination, chargent des experts scientifiques « indépendants » de définir quelles sont les vaccinations pertinentes pour quels groupes-cibles en fonction du seuil d'acceptabilité du ratio coût-efficacité.

Prenons comme exemple la grippe. La grippe saisonnière pèse lourd en termes économiques. Les épidémies de grippe peuvent induire une hausse des coûts de santé, une productivité réduite et de l'absentéisme professionnel. Selon les estimations, rien qu'aux États-Unis et en Europe, la grippe coûterait des milliards de dollars chaque année. La vaccination peut contribuer à réduire les coûts. Un certain nombre d'études, notamment américaines, montrent que la vaccination contre la grippe peut être économiquement bénéfique.

Selon une étude de David E. Bloom, David Canning et Mark Weston publiée à Boston, le 14 octobre 2005 «Les bénéfices de la vaccination ont été largement sous-estimés. Les impacts économiques de la vaccination sont liés au fait que celle-ci protège les individus contre la maladie elle-même, mais aussi contre les effets à long terme de cette maladie sur leur développement physique, émotionnel et cognitif. Quand les enfants grandissent en meilleure santé, ils réussissent mieux à l'école et plus tard, en tant qu'adultes, ils sont plus productifs, gagnent plus et épargnent plus. Au total, nous avons trouvé de puissantes sources nouvelles de revenus économiques apportés par la vaccination ».

La vaccination est donc un facteur économique considérable qui doit être pris en compte.

Traitements alternatifs aux vaccins

Les vaccins sont des médicaments qui agissent de façons préventives. Il ne traite pas une maladie, ils la préviennent.

On trouve facilement sur internet des traitements alternatifs mais sont-ils efficaces contre toutes les maladies ?

1er traitement : une bonne hygiène de vie.

L'hygiène est une combinaison d'actes et d'attitudes visant à maintenir le corps, l'organisme et le mental en bonne santé. Pour rester en bonne santé, il est impératif de conserver une bonne hygiène de vie. Voici quelques conseils pour l'améliorer

- Bien s'alimenter. ...
- Dormir suffisamment et à heure fixe. ...
- Avoir une bonne hygiène corporelle. ...
- Faire de l'exercice.
- Éviter le tabac et l'alcool.
- Boire 1,5 litre d'eau par jour.
- Pratiquer la relaxation.
- Avoir une vie sociale.

Une équipe de chercheurs de l'université de Cambridge (Royaume-Uni), en partenariat avec le Medical Research Council, a mené une enquête sur 20 244 personnes pendant 14 ans (1993-2007), dont 1 987 sont décédés en cours d'enquête, afin de déterminer l'impact de l'hygiène de vie sur l'espérance de vie. Cette étude à montrer qu'avoir une bonne hygiène permet d'éviter le développement et la propagation des petites infections, de certaines maladies et des mauvaises odeurs et qu'elle permet d'influer sur l'espérance de vie. Malheureusement à aucun moment l'hygiène de vie ne permet l'entrainement du corps à combattre un organisme pathogène. Même si l'hygiène de vie influence l'efficacité du système immunitaire, elle ne joue aucun rôle dans l'immunité spécifique.

En conclusion, avoir une bonne hygiène de vie, même si elle améliore l'état de santé générale d'une personne, n'est pas un traitement alternatif aux vaccins mais plutôt un traitement complémentaire à ceux-ci.

2eme traitement : le jeûne thérapeutique

Le jeûne est la privation, volontaire ou non, de nourriture, accompagnée ou pas d'une privation de boisson. Le jeûne partiel fait partie intégrante de la pratique de certaines religions (Carême, Ramadan, etc.). D'un point de vue médical, on considère que la période de jeûne commence à partir de la sixième heure après le dernier repas.

Le jeûne thérapeutique est une pratique popularisée par le médecin Otto Buchinger au début du XXe siècle en Europe. Aux États-Unis, c'est l'hygiéniste Herbert M. Shelton qui a prôné les nombreux bienfaits du jeûne pour retrouver la santé.

Avant de commencer un jeûne thérapeutique, il est conseillé de consulter son médecin et se renseigner sur les contre-indications.

Pendant le jeûne, il est conseillé de bien boire, de limiter les activités physiques intenses et de ne pas dépasser 5 à 7 jours de jeûne complet.

Il existe un certain nombre d'études sur des bienfaits supposés du jeûne thérapeutique mais elles ne répondent pas aux exigences actuelles de la médecine factuelle. Ces études sont en majorité de type série de cas, de qualité moyenne, rarement contrôlées, souvent de faible niveau de preuve. Les évaluations à long-terme sont soit manquantes soit imprécises. Pourtant, elles exposent des données montrant dans des modèles in vitro et animaux que le jeûne actionne des mécanismes moléculaires qui sont bénéfiques à l'organisme (augmentation de la résistance au stress oxydatif).

De plus, même si un certain nombre de recherches destinées à déterminer l'efficacité et l'innocuité du jeûne complet, seul ou associé à un autre traitement, ont fait état de résultats positifs dans le traitement de divers problèmes, la plupart des auteurs concluent qu'il pourrait s'agir d'un traitement complémentaire intéressant, ils précisent généralement que des études supplémentaires seront nécessaires afin d'en valider l'efficacité. Aujourd'hui, l'efficacité sur le système immunitaire et la préparation de l'organisme à combattre une maladie n'est donc pas prouvée.

En conclusion, le jeûne thérapeutique, même s'il peut améliorer l'état de santé et « détoxifier », n'est pas un traitement alternatif aux vaccins.

3eme traitement : l'homéopathie

L'homéopathie est une pratique de médecine non conventionnelle inventée par Samuel Hahnemann en 1796. C'est une médecine douce pratiquée un peu partout dans le monde.

Pour les homéopathes, le corps humain aurait la capacité de s'auto-guérir. Dans cette pratique, il est donc plus utile de trouver un moyen de stimuler le processus d'auto-guérison du corps, plutôt que de s'attacher à connaître la cause de la maladie.

L'homéopathie obéit à trois principes fondamentaux.

- <u>Le principe de similitude</u> : Cela signifie qu'une substance administrée à haute dose, provoquant des symptômes chez un individu sain, aurait la faculté de guérir ces mêmes symptômes s'ils se présentent chez un individu malade, lorsqu'elle est administrée en petite quantité.

- <u>La loi de l'individuation</u> : En homéopathie, les caractéristiques individuelles sont très importantes puisque chaque individu réagit différemment en fonction de sa constitution. C'est l'individu malade qui est soigné et non la maladie en elle-même.

- <u>Le principe de la dilution infinitésimale</u> : Selon Hahnemann, le principe actif des substances toxiques très fortement diluées, pourrait être retrouvé en secouant la solution plusieurs fois, ce qui aurait comme effet de dynamiser la solution et de la rendre curative. La dilution est indispensable puisqu'elle permet de s'assurer de l'innocuité du médicament homéopathique.

Il ne faut pas chercher longtemps pour trouver des articles scientifiques sur l'homéopathie.

Selon Le Monde : « Si le débat autour de l'efficacité de ces traitements perdure dans l'opinion publique, il a cessé dans la communauté scientifique : outre son effet placebo, aucune étude n'a pu démontrer rigoureusement l'efficacité de l'homéopathie ».

Source : https://www.lemonde.fr/les-decodeurs/article/2018/09/21/efficacite-de-l-homeopathie-que-dit-la-science_5358516_4355770.html

Selon un document délivré par la Haute autorité de santé : « La commission de la transparence est défavorable au maintien du remboursement de l'ensemble des médicaments homéopathiques. En effet, elle considère que ces médicaments n'ont pas démontré scientifiquement une efficacité suffisante pour justifier d'un remboursement. La commission a adopté cet avis à la majorité de ses membres en séance plénière le 15 mai et a confirmé sa décision le 26 juin au terme d'une phase contradictoire au cours de laquelle les laboratoires ont fait valoir leurs arguments par écrit et lors d'une audition. Celle-ci s'est déroulée le 12 juin... Pas de preuve de l'efficacité des médicaments dans les études scientifiques sur l'ensemble des 24 symptômes ou affections étudiés. »

Source : https://www.has-sante.fr/upload/docs/application/pdf/2019-06/presse_dp_evaluation_medicaments_homeopathiques_2019-06-27_18-28-22_631.pdf

Selon scientifique en chef :« Le verdict est clair : il n'existe aucune preuve de l'efficacité thérapeutique des produits homéopathiques. Pour l'Académie nationale de médecine, en France, l'homéopathie est une « méthode imaginée il y a deux siècles à partir d'a priori conceptuels dénués de fondement scientifique ». Le Conseil scientifique des académies des sciences européennes (Easac) — un groupe composé de scientifiques européens de premier plan — déposait en 2017 un rapport déclarant « qu'il n'existe, pour aucune maladie, aucune preuve, scientifiquement établie et reproductible, de l'efficacité des produits homéopathiques, même s'il y a parfois un effet placebo ». Une conclusion qui rejoint celle publiée deux ans plus tôt par le National Health and Medical Research Council, en Australie, après relecture de 57 méta-analyses publiées entre 1997 et 2013 et recouvrant 176 études scientifiques, sur 61 maladies ou problèmes de santé.
Malgré tout, les adeptes de l'homéopathie continuent de croire à son efficacité. »

Source: http://www.scientifique-en-chef.gouv.qc.ca/impacts/ddr_5-mythes-tenaces-sur-homeopathie/

En conclusion, l'homéopathie, même si elle peut provoquer un effet placebo, n'est pas un traitement alternatif aux vaccins.

4ème traitement : les huiles essentielles

Sous-discipline de la phytothérapie, l'aromathérapie consiste à utiliser des huiles essentielles, des extraits de plantes ou de végétaux obtenus à l'aide de techniques chimiques (vapeur d'eau, solvant, extraction au CO2, etc.). Si les huiles essentielles se composent de molécules qui possèdent des actions chimiques bien réelles à l'inverse de l'homéopathie par exemple, son efficacité clinique n'est actuellement pas reconnue par la communauté scientifique.

Classée parmi les médecines non conventionnelles, l'aromathérapie est efficace contre certaines infections,(les effets antibactériens et anti-infectieux des huiles essentielles étant aujourd'hui scientifiquement démontrés) ainsi que contre les maux de tête et certaines arthralgies, mais elles ne semble pas soulager les douleurs menstruelles ou liées au travail lors de l'accouchement.

Il est difficile d'étudier les effets des huiles essentielles car une même plante ou variété, cultivée dans des contextes différents (sol, saison, variété, nutriments, altitude...), présente des teneurs et types d'huile différents et les fréquences, dosages et périodes d'utilisation peuvent varier pour traiter un même symptôme. Les huiles peuvent en outre interagir entre elles et/ou avec d'autres produits ou médicaments. Dans le cadre de la pharmacognosie, les recherches sur les huiles essentielles se poursuivent donc.

En conclusion, l'aromathérapie, même si elle un rôle antibactérien et anti-infectieux reconnu, n'est pas un traitement alternatif aux vaccins.

Vaccination systématique recommandée par l' OMS

Afin d'aider les directeurs de programme à développer des calendriers de vaccination optimaux, l'OMS a compilé dans différents tableaux récapitulatifs les informations clés des recommandations actuelles relatives à la vaccination de routine.

Le tableau 1 résume les vaccinations de routine recommandées pour tous les groupes d'âge : enfants, adolescents et adultes. À ce titre, il donne un aperçu des recommandations de vaccination pour tous les âges, y compris les primovaccinations et les doses de rappel.

Le tableau 2 fournit des informations détaillées sur les vaccinations de routine pour les enfants, indiquant l'âge à la première dose et aux intervalles. Il réitère les recommandations sur la primovaccination et les doses de rappel.

Les tableaux sont disponibles sur : ttps://www.who.int/immunization/policy/immunization_tables/fr/

Tableau 1 : Vaccination systématique recommandée - Résumé des notes d'information de l'OMS

Antigène		Enfants (voir détails tableau 2)	Adolescents	Adultes	Observations (voir détails dans les notes)
Recommandations pour tous les programmes de vaccination					
BCG [1]		1 dose			BCG à la naissance et VIH; Stratégie de vaccination universelle à la naissance vs stratégie de vaccination sélective; Co-administration; Vaccination des groupes plus âgés; Femmes enceintes
Hépatite B [2]		3-4 doses (voir notes pour les choix des programmes)	3 doses (pour groupes à haut risque si pas vaccinés précédemment) (voir note)		Dose à la naissance Prématuré et faible poids à la naissance Co-administration des vaccins et vaccin combiné Définir haut risque
Polio [3]		3-4 doses (au moins une dose VPI) avec DTCCV			VPOb dose à la naissance Critères de transmission et d'importation Type de vaccin
Vaccin contenant DTC (DTCCV) [4]		3 doses / 2 rappels 12-23 mois (DTCCV) et 4-7 ans (vaccin contenant dT/ DT, voir notes)	1 rappel 9-15 ans (dT)		Programme reporté ou interrompu Co-administration du vaccin Immunisation maternelle
Haemophilus influenzae type b [5]	option 1	3 doses, avec DTCCV			Dose unique si >12 mois d'âge Non recommandé pour enfants > 5 ans Programme reporté ou interrompu Co-administration des vaccins et vaccin combiné
	option 2	2 ou 3 doses, avec rappel au moins 6 mois après l'achèvement de la série primaire			
Pneumocoque (conjugué) - VPC [6]	option 1	3 doses primaires (3p+0) avec le vaccin DTCCV			Options de schéma (3p+0 vs 2p+1) Choix du vaccin Rappel pour nourrissons VIH+ et prématurés
	option 2	2 doses primaires, rappel à 9-18 mois d'âge (2p+1) avec DTCCV			
Rotavirus [7]		Rotarix: 2 doses avec DTCCV RotaTeq: 3 doses avec DTCCV			Choix du vaccin Non recommandé si > 24 mois d'âge
Rougeole [8]		2 doses			Vaccin combiné; Vaccination précoce du VIH; Grossesse
Rubéole [9]		1 dose (voir notes)	1 dose (adolescentes et/ou femmes en âge de procréer si non vaccinées auparavant; voir notes)		Atteindre et maintenir une couverture de 80% Co-administration des vaccins et vaccin combiné Grossesse
PVH [10]			2 doses (filles)		Cible filles 9-14 ans; Vaccination de cohortes multi-âges Grossesse; Groupes plus âgés ≥ 15 ans 3 doses; VIH et immunodeprimé

Se référer à http://www.who.int/immunization/documents/positionpapers/ pour les dernières mises à jour du tableau et des notes d'information.

Ce tableau résume les recommandations de l'OMS pour la vaccination des enfants. Il est conçu pour assister au développement des programmes spécifiques des pays et n'est pas destiné à un usage direct par les agents de santé.

Les programmes spécifiques de chaque pays doivent prendre en compte les considérations locales épidémiologiques, programmatiques, financières et politiques. Même si les vaccins sont universellement recommandés, certains enfants peuvent présenter des contre-indications à des vaccins particuliers.

P.1 /12

Table 1 : Vaccination systématique recommandée – Résumé des notes d'information de l'OMS

Antigène		Enfants (voir détails tableau 2)	Adolescents	Adultes	Observations (voir détails dans les notes)
Recommandations pour certaines régions					
Encéphalite Japonaise [11]		vaccin inactivé préparé sur cellules Vero: généralement 2 doses vaccin vivant atténué: 1 dose vaccin vivant recombinant: 1 dose			Choix vaccin et recommandations du fabricant; Grossesse; Immunodéprimée
Fièvre jaune [12]		1 dose, avec le vaccin renfermant le vaccin antirougeoleux			
Encéphalite à tiques [13]		3 doses (> 1 yr FSME-Immun et Encepur; > 3 ans TBE-Moscow and EnceVir) avec au moins 1 rappel (tous les 3 ans pour TBE-Moscow et EnceVir)			Définir haut risque Choix du vaccin Rappel
Recommandations pour certaines populations à risque					
Typhoïde [14]		vaccine conjugué contre le typhoïde (Typbar-TCV®): 1 dose, Vaccin Vi polyosidique (ViPS) 1 dose; Ty21a vivant vaccin oral : 3-4 doses (voir note) : Dose de rappel (ViPS et Ty21a) 3 à 7 ans après les séries de primovaccination			Définir haut risque Choix du vaccin
Choléra [15]		Dukoral (WC-rBS): 3 doses ≥ 2-5 ans, rappel tous les 6 mois; 2 doses adultes/enfants ≥ 6 ans, rappel après 2 ans Shanchol, Eucvchol & mORCVAX: 2 doses ≥1 an, dose de rappel après 2 ans			Âge minimum Définir haut risque
Méningocoque (conjugué) [16]	**MenA conjugué**	1 dose 9 - 18 mois (5µg)			2 doses si < 9 mois avec intervalle de 8 semaines
	MenC conjugué	2 doses (2-11 mois) avec rappel après un an 1 dose (≥12 mois)			Définir haut risque Choix du vaccin
	Quadrivalent conjugué	2 doses (9-23 mois) 1 dose (≥ 2 ans)			
Hépatite A [17]		au moins 1 dose ≥ 1 an			Niveau d'endémicité ; choix du vaccin; Définir haut risque
Rage [18]		2 doses			PrEP vs PEP; Définir haut risque; rappel
Dengue (CYD-TDV) [19]		3 doses 9-45 ans (voir notes)			Minimiser le risque des vaccins parmi les personnes séro-négatives par dépistage pré-vaccinale; Grossesse et lactation
Recommandations pour les programmes de vaccination spécifiques					
Oreillons [20]		2 doses avec le vaccin renfermant le vaccin antirougeoleux			Critères de couverture > 80% Vaccin combiné
Grippe saisonnière (inactivé tri- & quadrivalent) [21]		Primo vaccination: 2 doses Revaccination annuelle: 1 dose seulement (voir notes)	Priorité femmes enceintes 1 dose ≥ 9 ans Revaccination annuelle		Cibles prioritaires Dosage plus faible pour les enfants 6-35 mois
Varicelle [22]		1-2 doses	2 doses		Atteindre et maintenir une couverture de ≥ 80% Grossesse Co-administration avec autres vaccins vivants

Tableau 2 : Vaccination systématique recommandée pour les enfants - Résumé des notes synthèse de l'OMS

Antigène		Âge de la 1ère dose	Doses 1ères séries	Intervalle entre les doses			Dose de rappel	Observations (voir détails dans les notes)
				1ère à 2ème	2ème à 3ème	3ème à 4ème		
Recommandations pour tous les enfants								
BCG [1]		Le plus tôt possible après la naissance	1					BCG à la naissance et statuts VIH; Stratégie de vaccination universelle à la naissance vs stratégie de vaccination sélective; Co-administration; Vaccination des groupes plus âgés; Femmes enceintes
Hépatite B [2]	Option 1	Le plus tôt possible après la naissance (<24h)	3	4 semaines (min) avec DTCCV1	4 semaines (min) avec DTCCV2			Prématurés et faible poids de naissance Co-administration du vaccin Groupes à haut risque
	Option 2	Le plus tôt possible après la naissance (<24h)	4	4 semaines (min) avec DTCCV1	4 semaines (min) avec DTCCV2	4 semaines (min) avec DTCCV3		
Polio [3]	VPO + VPI	6 semaines (voir notes pour dose à la naissance)	4 (Dose VPI à donner avec dose VPOb dès 14 semaines)	4 semaines (min) avec DTCCV2	4 semaines (min) avec DTCCV3			VPOb dose à la naissance Critères de risque de transmission et d'importation
	VPI/VPOb Sequential	8 semaines (1er VPI)	1-2 VPI 2 VPOb	4-8 semaines	4-8 semaines	4-8 semaines		
	VPI	8 semaines	3	4-8 semaines	4-8 semaines		(voir notes)	Rappel VPI nécessaire pour début échéancier (par ex. 1ère dose avant 8 semaines)
Vaccin contenant DTC (DTCCV) [4]		6 semaines (min)	3	4 (min) à 8 semaines	4 (min) à 8 semaines		3 rappels 12-23 mois (vaccin contenant DTC); 4-7 ans (vaccine contenant Td/DT), voir notes; et 9-15 ans (Td)	Programme reporté/interrompu Vaccin combiné Immunisation maternelle
Haemophilus influenzae type b [5]	Option 1	6 semaines (min) 59 mois (max)	3	4 semaines (min) avec DTCCV2	4 semaines (min) avec DTCCV3		(voir notes)	Dose unique si >12 mois Non recommandé pour enfants >5 ans Programme reporté/interrompu Co-administration et vaccin combiné
	Option 2		2-3	8 semaines (min) si seulement 2 doses 4 semaines (min) si 3 doses	4 semaines (min) si 3 doses			
Pneumocoque (conjugué) - VPC [6]	Option 1 3p+0	6 semaines (min)	3	4 semaines (min)	4 semaines (min)			Options de schéma Choix du vaccin Rappel pour nourrissons VIH+ et prématurés
	Option 2 2p+1	6 semaines (min)	2	8 semaines (min)			9-18 mois	
Rotavirus [7]		6 semaines (min) avec DTCCV1	2 ou 3 selon vaccin	4 semaines (min) avec DTCCV2	4 semaines (min) avec DTCCV3			Choix du vaccin Non recommandé si > 24 mois d'âge
Rougeole [8]		9 ou 12 mois (6 mois min, voir notes)	2	4 semaines (min) (voir notes)				Vaccin combiné; Vaccination précoce du VIH; Grossesse
Rubéole [9]		9 ou 12 mois avec vaccin renfermant le vaccin antirougeoleux	1					Atteindre et maintenir une couverture de 80 % Co-administration et vaccin combiné; Grossesse
PVH [10]		Aussitôt que possible dès 9 ans	2	5 mois (min)				Cible filles 9-14 ans; Vaccination de cohortes multi-âge; Grossess Groupes plus âgés ≥ 15 années 3 doses VIH et immunodeprimé

Tableau 2 : Vaccination systématique recommandée pour les enfants - Résumé des notes synthèse de l'OMS

Antigène		Âge de la 1ère dose	Doses 1ères séries	Intervalle entre les doses			Dose de rappel	Observations (voir détails dans les notes)
				1ère à 2ème	2ème à 3ème	3ème à 4ème		
Recommandations pour les enfants vivant dans certaines régions								
Encéphalite Japonaise [11]	Inactivé préparé sur cellules Vero	6 mois	2 (généralement)	4 semaines (généralement)				Choix vaccin et recommandations du fabricant; Grossesse; Immunodéprimée
	Vivant atténué	8 mois	1					
	Vivant recombinant	9 mois	1					
Fièvre Jaune [12]		9-12 mois avec vaccin renfermant le vaccin antirougeoleux	1					
Encéphalite à tiques [13]		≥ 1 ans FSME-Immun et Encepur ≥ 3 ans TBE-Moscow et EnceVir	3	1-3 mois FSME-Immun et Encepur 1-7 mois TBE-Moscow et EnceVir	5-12 mois FSME-Immun et Encepur 12 mois TBE-Moscow et EnceVir		Au moins 1 Tous les 3 ans (voir notes)	Définir haut risque; Choix du vaccin; Calendrier de rappel
Recommandations pour les enfants vivant dans des populations à haut risque								
Typhoïde [14]	TCV (Typbar)	> 6 mois	1					Définir haut risque ; Choix du vaccin
	Vi PS	2 ans (min)	1				Tous les 3 ans	
	Ty21a	Capsules 5 ans (min) (voir notes)	3 ou 4 (voir notes)	1 jour	1 jour	1 jour	Tous les 3-7 ans	
Choléra [15]	Dukoral (WC-rBS)	2 ans (min)	3 (2-5 ans) 2 (≥6 ans)	≥ 7 jours (min) < 6 sem (max)	≥ 7 jours (min) < 6 sem (max)		Tous les 6 mois Tous les 2 ans	Age minimum Définir haut risque
	Shanchol, Euvchol et mORCVAX	1 an (min)	2	14 jours			Après 2 ans	
Méningocoque [16]	MenA conjugué	9 - 18 mois (5µg)	1					Définit haut risque Choix du vaccin; 2 doses si < 9 mois
	MenC conjugué	2-11 mois	2	8 semaines			Après un an	Définir haut risque ; Choix du vaccin
		≥12 mois	1					
	Quadrivalent conjugué	9-23 mois	2	12 semaines				Définir haut risque ; Choix du vaccin
		≥2 ans	1					
Hépatite A [17]		1 an	Au mois 1 dose					Niveau d'endémicité ; choix du vaccin ; Définir haut risque
Rage [18]		Comme nécessaire	2	7 jours			(voir notes)	PrEP vs PEP; Définir haut risque ; rappel
Dengue (CYD-TDV) [19]		9 ans (min)	3	6 mois	6 mois			Dépistage pré-vaccinale
Recommandations pour les enfants recevant les vaccinations d'un programme d'immunization spécifique								
Oreillons [20]		12-18 mois avec vaccin renfermant le vaccin antirougeoleux	2	1 mois (min) à l'entrée à l'école				Critères de couverture >80 %; vaccin combiné
Grippe saisonnière (inactivé tri- & quadri- valent) [21]		6 mois (min)	2 (<9 ans) 1 (≥ 9 ans)	4 semaines			Revaccination annuelle: 1 dose seulement (voir notes)	Cibles prioritaires, notamment femmes enceintes Dosage plus faible pour les enfants 6-35 mois
Varicelle [22]		12 - 18 mois	1-2	4 semaines à 3 mois, selon recommandations du fabricant				Atteindre et maintenir une couverture de ≥ 80 % Grossesse Co-administration avec autres vaccins vivants

Vaccination obligatoire en Belgique

Diverses instances et organisations privées ou publiques sont impliquées dans la politique de vaccination en Belgique. En voici quelques-unes :

- Le Conseil Supérieur de la Santé (CSS) établit et actualise régulièrement un calendrier vaccinal. Celui-ci constitue la base des programmes de vaccination mis en place dans les différentes régions du pays.

- L'Office de la Naissance et de l'Enfance (ONE) est chargé de gérer le programme de vaccination à destination des enfants et des jeunes entre 0 et 18 ans, des étudiants inscrits dans l'enseignement supérieur non-universitaire et des femmes enceintes.

- Pour la Fédération Wallonie-Bruxelles, l'ONE sélectionne tous les 4 ans les vaccins qu'elle met à la disposition des vaccinateurs pour les bébés, enfants et adolescents.
L'ONE procède pour ce faire par marché public d'achat.

- L'AVIQ (Agence pour une Vie de Qualité) et la Commission communautaire commune (Cocom) de la Région de Bruxelles-Capitale sont responsables des matières touchant à la vaccination au-delà de l'âge de 18 ans.

- L'Agence fédérale des médicaments et produits de santé (afmps) veille à la qualité, l'efficacité et la sécurité des vaccins mis sur le marché belge.

Seule la vaccination contre la poliomyélite est légalement obligatoire en Belgique et, ce, depuis 1967. Une attestation de vaccination doit être transmise à la commune. Cette loi n'indique pas le type de vaccin à utiliser et celui-ci a récemment changé.

Selon le site : https://www.health.belgium.be/

« En 2002, la région européenne de l'Organisation Mondiale de la Santé (OMS) a été certifiée indemne de poliomyélite. Le dernier cas de poliomyélite autochtone a été déclaré dans la région européenne de l'OMS en novembre 1998 en Turquie. »

« L'utilisation systématique du vaccin polio injectable inactivé a permis de supprimer le risque de paralysie vaccinale liée à l'utilisation du vaccin vivant. La mise en place de dispositions légales et opérationnelles et l'utilisation de vaccins combinés ont permis d'éviter une diminution de la couverture vaccinale sans augmentation du nombre d'injections aux enfants. »

En bref, utilisation d'un nouveau vaccin avec adjuvant mais qui présente moins de risques que ses prédécesseurs.

En Wallonie, les autres vaccinations reprises dans le calendrier du programme de vaccination de la Fédération Wallonie-Bruxelles sont vivement recommandées.

Pourtant, l'obligation de vaccination est inscrite dans le règlement d'ordre intérieur de chaque milieu d'accueil agréé. Les parents doivent impérativement signer ce document quand ils inscrivent leur enfant. L'obligation s'appuie sur un arrêté du gouvernement de la Communauté française datant du 27 février 2003. Signer ce règlement, c'est en accepter les modalités. Ne pas respecter l'engagement à la vaccination, c'est exposer son enfant à une exclusion. Seule une décision médicale peut donner lieu à une dérogation de vaccination.

Les vaccins exigés sont ceux contre la poliomyélite, la diphtérie (associé en pratique au vaccin contre le tétanos), la coqueluche, les infections à Haemophilus influenzae de type b, la rougeole, la rubéole et les oreillons (une très grande partie de ces vaccins ne contiennent pas d'adjuvants).

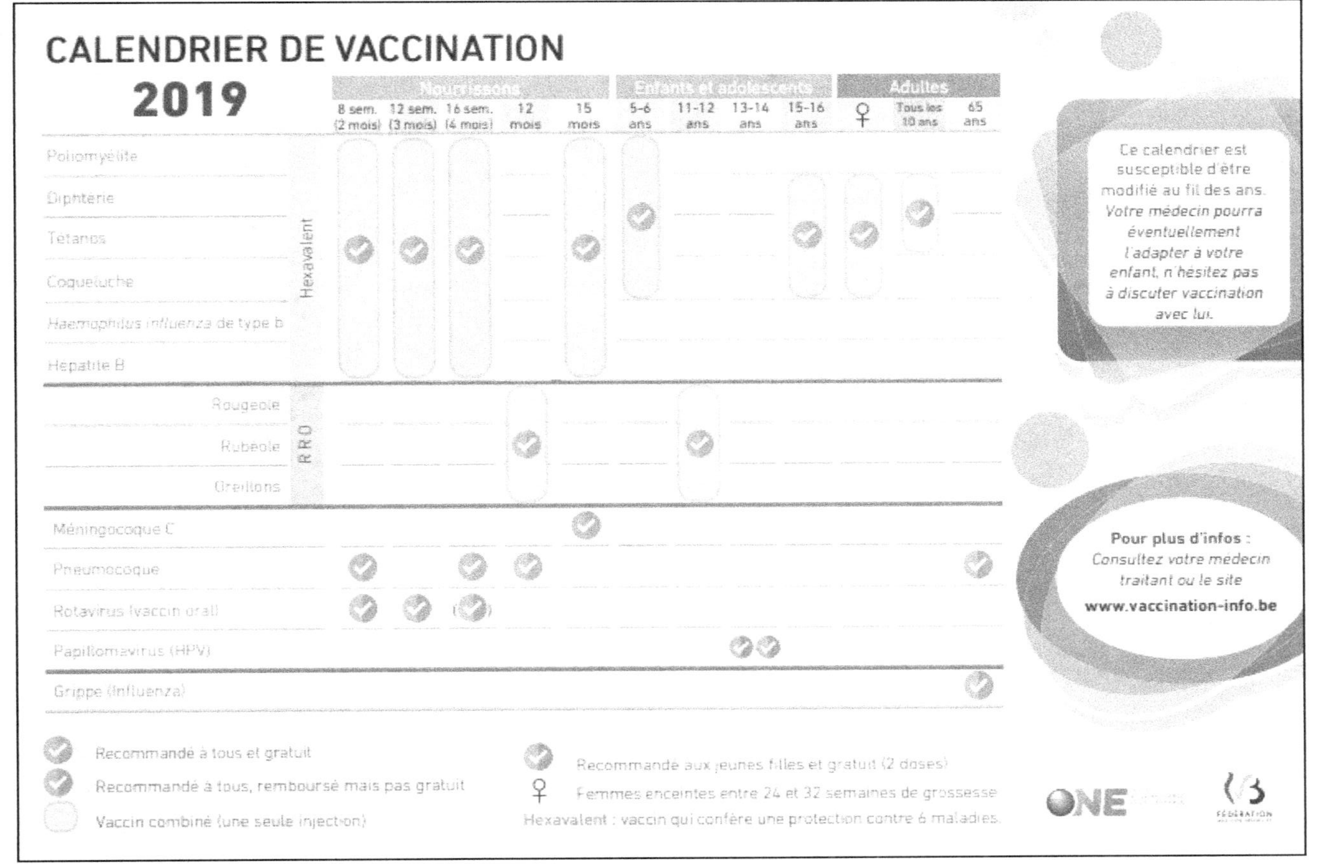

CALENDRIER DE VACCINATION
2019

		Nourrissons					Enfants et adolescents					Adultes	
		8 sem. (2 mois)	12 sem. (3 mois)	16 sem. (4 mois)	12 mois	15 mois	5-6 ans	11-12 ans	13-14 ans	15-16 ans	♀	Tous les 10 ans	65 ans
Poliomyélite	Hexavalent												
Diphtérie	Hexavalent												
Tétanos	Hexavalent	✓	✓	✓		✓	✓			✓	✓	✓	
Coqueluche	Hexavalent												
Haemophilus influenza de type b	Hexavalent												
Hépatite B	Hexavalent												
Rougeole	RRO												
Rubéole	RRO				✓			✓					
Oreillons	RRO												
Méningocoque C						✓							
Pneumocoque		✓		✓	✓								✓
Rotavirus (vaccin oral)		✓	✓	(✓)									
Papillomavirus (HPV)									✓ ✓				
Grippe (Influenza)													✓

Légende :

✓ Recommandé à tous et gratuit

Recommandé à tous, remboursé mais pas gratuit

Vaccin combiné (une seule injection)

Recommandé aux jeunes filles et gratuit (2 doses)

♀ Femmes enceintes entre 24 et 32 semaines de grossesse

Hexavalent : vaccin qui confère une protection contre 6 maladies.

Ce calendrier est susceptible d'être modifié au fil des ans. Votre médecin pourra éventuellement l'adapter à votre enfant, n'hésitez pas à discuter vaccination avec lui.

Pour plus d'infos :
Consultez votre médecin traitant ou le site
www.vaccination-info.be

ONE

FÉDÉRATION

Conclusion

La vaccination est souvent au cœur de vifs débats. Les informations justes, dans un langage simple et accessible à tous sont parfois difficiles à trouver. Pourtant de très nombreuses études montrent que les risques liés à l'utilisation des vaccins sont infimes à côté de la protection qu'ils assurent.

Il est évident que les huiles essentielles, l'homéopathie et une bonne hygiène de vie peuvent être une aide à notre immunité. Mais ces traitements sont inefficaces en cas de grave attaque pathogène. Une alimentation saine, un sommeil réparateur, faire de l'exercice, ne pas fumer... ne remplace pas la vaccination. Chez le nourrisson, l'allaitement ne doit pas non plus être un substitut de la vaccination.

Ne pas se faire vacciner est un choix possible mais pas sans conséquence, rejet sociétal (inscription scolaire impossible, impossible de pratiquer certains emplois) ou mise en danger d'autrui.

Au fil du temps, l'approvisionnement en eau potable, le système d'égouttage, la promiscuité moindre, une meilleure alimentation, un meilleur système de santé... ont grandement amélioré l'état de santé de millions de personnes. Cependant, l'amélioration des conditions de vie ne permet pas de se protéger à 100%.

Oui, les vaccins peuvent tuer et oui il vaut mieux parfois ne pas se faire vacciner mais uniquement pour des raisons médicales. Il est alors parfois justifié de ne pas administrer un vaccin ou de reporter son administration à plus tard.

Ainsi, il vaut mieux reporter la vaccination en cas de maladie modérée ou sévère ou en cas de fièvre de plus de 38,5°C. Pour que notre système immunitaire soit à 100% sur la maladie et non en partie occupée sur le vaccin.

De plus, certaines personnes ne peuvent pas être vaccinées pour des raisons liées à leur état de santé (maladie grave, défenses immunitaires affaiblies...). Ces raisons peuvent se trouver dans l'ADN du patient On parle de « contre-indications » à la vaccination.

Ces contre-indications varient d'un vaccin à l'autre et peuvent être temporaires.

Avoir fait vous-même (ou un membre de votre parenté ayant un lien génétique) une réaction allergique sévère (choc anaphylactique) à une dose précédente du vaccin est une contre-indication formelle à une nouvelle vaccination.

La quasi-totalité des allergies n'est pas une contre-indication à la vaccination.

En pratique, celle qui pose souvent question est l'allergie aux œufs. En effet, certains vaccins peuvent contenir de petites quantités de protéines d'œuf. Dans ce cas, le risque d'une réaction allergique dépend de la quantité de protéines d'œuf dans le vaccin et de la sévérité de l'allergie.

Même si au quotidien on ne croise plus fréquemment des maladies pour lesquelles il existe un vaccin, la plupart des microbes (bactéries, virus...) qui les causent existent encore et sont toujours en circulation. Si on ne vaccine plus, les maladies réapparaîtront.

Ces microbes restent une menace pour les personnes qui ne peuvent être vaccinées en raison de leur état de santé ou qui ne le sont pas assez, notamment si elles n'ont pas effectué un rappel de vaccination ou si elles ne sont pas vaccinées.

Si la majorité de la population est vaccinée, cela empêche les microbes de circuler. La minorité non vaccinée, ou pas totalement immunisée malgré une vaccination, est alors protégée.

Beaucoup de maladies évitables par vaccination, peu fréquentes chez nous, sévissent encore ailleurs en Europe et dans le monde. Les voyageurs non vaccinés peuvent les contracter et, à leur retour, contaminer les personnes non protégées.

Je suis convaincu que si les vaccins n'existaient pas, il y aurait beaucoup plus de personnes touchées par des maladies infectieuses, beaucoup plus de complications graves causées par ces maladies et davantage de décès.

Se faire vacciner, c'est se protéger soi et les autres, contre des maladies qui peuvent être mortelles ou avoir de graves conséquences sur la santé.

Se faire vacciner, c'est aussi protéger contre des maladies très contagieuses les personnes de son entourage (famille, amis, collègues...) qui sont plus vulnérables ou qui ne sont pas vaccinées.

J'espère que ce livre a pu vous aider à faire des choix éclairés et conforte votre choix de la vaccination ou de la non-vaccination en connaissance de cause.